BIBLIOTHÈQUE D'HYGIÈNE THÉRAPEUTIQUE
FONDÉE PAR LE PROFESSEUR PROUST

L'Hygiène des Maladies de la Femme

A. Siredey

BIBLIOTHÈQUE D'HYGIÈNE THÉRAPEUTIQUE

Paris-Masson & Cie

12

§. C

109) XY

L'HYGIÈNE

DES

MALADIES DE LA FEMME

1205-05. — Coulommiers. Imp. PAUL BRODARD. -- 7-06.

BIBLIOTHÈQUE D'HYGIÈNE THÉRAPEUTIQUE

Fondée par le professeur PROUST.

L'HYGIÈNE

DES

MALADIES DE LA FEMME

PAR

A. SIREDEY

Médecin de l'hôpital Saint-Antoine.

PARIS

MASSON ET Cie, ÉDITEURS

LIBRAIRES DE L'ACADÉMIE DE MÉDECINE

120, BOULEVARD SAINT-GERMAIN

1907

INTRODUCTION

« *L'hygiène thérapeutique, disait le regretté Professeur Proust, représente l'ensemble des moyens que l'hygiène met à notre disposition pour la prophylaxie et le traitement des maladies. Cependant, prétendre annexer au domaine de l'hygiène les divers agents physiques usités dans le traitement des maladies : l'hydrothérapie, le massage, l'électrisation, serait peut-être taxé d'usurpation. On avouera tout au moins que la frontière entre la thérapeutique et l'hygiène est difficile à tracer et que la délimitation reste indécise* [1]. »

Nulle part ces limites ne sont plus difficiles à préciser que lorsqu'il s'agit des maladies de la femme.

Ce n'est pas aux richesses de la pharmacologie, mais aux simples ressources de l'hygiène que s'adresse le gynécologue, pour prévenir ou pour guérir les affections génitales, et les mêmes mesures destinées à assurer la prophylaxie sont

---

1. *L'Hygiène des Asthmatiques*, par E. Brissaud. Introduction par le Prof. A. Proust.

souvent celles qui constitueront la base du traitement. La défense de la femme saine ne relève que de l'hygiène, mais dans les conditions pathologiques celle-ci se confond si intimement avec la thérapeutique qu'il est impossible de l'en séparer.

Les affections génitales de la femme ont une origine assez simple : en dehors des tumeurs, de quelques malformations congénitales ou acquises, de lésions accidentelles succédant à des accouchements ou à des traumatismes, elles résultent d'infections ou de dystrophies.

Les infections sont dues à des microbes, qui, pénétrant par l'orifice vulvaire, envahissent, de proche en proche, le vagin, l'utérus, d'où ils peuvent gagner les trompes, les ovaires et le péritoine pelvien.

Plus rarement, ils sont amenés dans les organes génitaux par les lymphatiques, au cours de certaines affections du péritoine, de l'intestin, de la vessie, ou par les vaisseaux sanguins, comme on le voit dans la tuberculose.

Ces deux derniers modes de contamination sont peu fréquents : l'infection vient presque toujours du dehors.

Comme toutes les cavités ouvertes, les premières voies génitales renferment, à l'état physiologique, des germes aussi nombreux que variés.

Dans les conditions normales, on les rencontre exclusivement dans le vagin, ils ne dépassent pas la portion externe du col. Ce sont, de simples saprophytes qui ne paraissent prendre aucune part aux divers processus pathologiques. Il y a cependant parmi eux des staphylocoques et des streptocoques que certaines modifications du milieu peuvent rendre pathogènes, et des anaérobies dont l'action malfaisante se révèle promptement lorsqu'il existe à la surface de la muqueuse une plaie, ou des caillots de sang, des débris de placenta, de membranes, en voie de désorganisation. Néanmoins, comme le fait remarquer J. Hallé[1] dans un excellent travail, ces organismes ne font courir aucun péril sérieux à l'appareil génital; le danger réside avant tout dans l'importation des microbes venus du dehors, tels que le gonocoque, le streptocoque, le staphylocoque, et, plus rarement, le coli bacille, le bacille de Koch, etc... Ils sont loin d'avoir la même importance, et la première place appartient incontestablement au strepto*coque, agent ordinaire des complications observées à la suite des accouchements ou des fausses couches, et surtout au* gonocoque, *qui est la*

---

1. J. Hallé, *Recherches sur la bactériologie du canal génital de la femme*, Th. Paris, 1898.

cause la plus habituelle de l'infection génitale de la femme à tous les âges.

C'est contre ces microbes pathogènes qu'il importe de la protéger, à toutes les périodes de son existence, en mettant à l'abri de leurs atteintes les premières voies génitales, et lorsque celles-ci sont envahies, en cherchant à défendre les organes profonds.

Le rôle de l'hygiène ne saurait être limité d'ailleurs à la défense locale des organes génitaux. Par l'influence qu'elle exerce sur l'économie, elle contribue au développement régulier de l'appareil génital, lors de la puberté, et assure son fonctionnement normal; elle facilite ses modifications à l'âge de la ménopause, et prévient dans une large mesure, ou atténue les troubles circulatoires, les phénomènes dystrophiques tendant à la sclérose de l'utérus et des ovaires, que ceux-ci résultent d'infections antérieures, ou qu'ils soient la conséquence d'un processus diathésique.

C'est encore à l'hygiène qu'on s'adresse pour combattre les complications que provoquent les affections génitales dans les divers appareils de l'organisme.

On peut donc dire sans exagération que la prophylaxie et le traitement des maladies de la femme reposent presque entièrement sur l'hygiène.

HYGIÈNE

DES

MALADIES DE LA FEMME

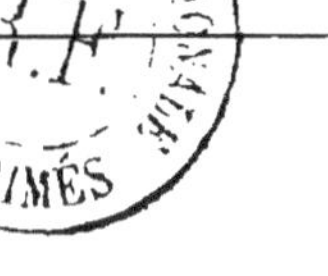

PREMIÈRE PARTIE

HYGIÈNE DE LA FEMME SAINE

CHAPITRE I

Hygiène de la petite fille.

I. *Hygiène de la première enfance.* — Ce n'est pas seulement dans la période d'activité génitale, que la femme est exposée à l'infection ; celle-ci la menace à tout âge. L'orifice vulvaire de l'enfant est d'autant plus accessible aux germes, que les grandes lèvres, rudimentaires jusqu'à la puberté, ne le protègent que très incomplètement. Aussi dès les premières heures de la vie, avant la naissance même, pendant le travail de l'accouchement, divers organismes peuvent y pénétrer.

Stroganoff a montré que, douze heures après la

naissance, on trouve déjà des microbes dans le vagin; ce sont, le plus souvent, des *saprophytes* sans importance, mais, dans certains cas, il se glisse parmi eux des *germes pathogènes*. C'est ainsi que, dans une présentation du siège, si la mère est atteinte d'un écoulement blennorragique, des gonocoques se grefferont quelquefois sur la vulve de l'enfant, comme ils se fixent sur la conjonctive dans les présentations du sommet ou de la face.

Il n'est donc pas indifférent d'instituer à ce point de vue un traitement préventif. Si l'on sait que la blennorragie existe chez la mère, on fera plusieurs fois, au cours de l'accouchement, de grands lavages au permanganate de potasse, et aussitôt après la naissance, on lavera la vulve de l'enfant à l'aide de tampons d'ouate hydrophile imbibés d'une solution de nitrate d'argent à 1/30°. Les jours suivants, on exercera une surveillance attentive, de manière à reconnaître le plus tôt possible les premiers symptômes d'une vulvite suspecte.

Durant toute la première enfance, le danger d'infection génitale est faible; il se produit parfois une certaine inflammation de la vulve lorsque celle-ci est souillée par le contact prolongé de l'urine et des matières fécales, mais il n'en résulte aucun accident sérieux. Il n'en est pas de même quand de véritables germes pathogènes, et en particulier *des gonocoques* sont apportés sur la vulve par des doigts malpropres, par des éponges ou des serviettes souillées.

On voit en effet, assez souvent, de petites épidémies de blennorragie, au sein même de la famille, et surtout dans les crèches, si les mêmes objets de toilette servent à plusieurs enfants, ou si les mains des infirmières et des autres personnes qui les soignent ne sont pas suffisamment lavées, lorsqu'elles passent d'un enfant à un autre.

Aussi doit-on mettre en garde contre cette cause de contamination les mères de famille et le personnel des crèches, qui en sont les propagateurs inconscients. *Les objets destinés à la toilette et aux soins des enfants doivent être strictement individuels.*

Les éponges, les serviettes seront avantageusement remplacées par du coton hydrophile que l'on peut jeter dès que l'on s'en est servi.

Tous les nettoyages doivent être faits doucement de manière à éviter les excoriations. Il est inutile d'ajouter à l'eau des parfums à base d'alcool ou des substances antiseptiques parfois irritantes : de l'eau tiède et un savon doux suffisent pour ces soins. La région génito-anale, bien lavée et essuyée, doit être abondamment poudrée (amidon, ou lycopode) si l'on veut prévenir l'irritation et les coupures au niveau des plis.

II. *Hygiène de la fillette.* — Pendant l'enfance, les infections génitales ne sont pas rares. Elles résultent souvent de l'insuffisance des soins de propreté : l'accumulation, entre les grandes et les petites lèvres, de matière sébacée et de débris épidermiques, est une cause assez habituelle de *vulvite.* Il en est de même des corps étrangers, grains de sable, poussières, qui pénètrent dans la fente vulvaire, lorsque les fillettes s'assoient à nu sur le sol, ou se roulent dans la poussière.

Quelquefois des oxyures provenant du rectum envahissent l'orifice génital et y déterminent de l'inflammation.

Puis, à ces diverses causes s'ajoutent bientôt des grattages provoqués par l'irritation locale, et qui sont de nouveaux éléments de traumatisme et d'infection.

C'est à cet âge que se produisent dans les écoles, dans les patronages et même dans les salles des hôpitaux, à la suite d'attouchements, ou du contact accidentel d'objets souillés, des contagions qui peuvent être plus graves, car elles sont fréquemment le point de départ d'*infections blennorragiques*.

L'usage des pantalons fermés, la pratique quotidienne de lavages minutieux, mettront dans une certaine mesure les enfants à l'abri de ces accidents.

Une source fréquente de contagion consiste dans l'habitude encore trop répandue de coucher plusieurs enfants dans le même lit, ou de leur faire partager le lit de grandes personnes. Cette pratique, courante dans les familles ouvrières à cause de l'exiguïté des logements, se retrouve sous une autre forme dans les milieux aisés : les jeunes mères se font un jeu de garder pendant quelques instants leur fille dans leur lit, le matin. Beaucoup de femmes sont atteintes de blennorragie sans le savoir, et elles ont des écoulements qui peuvent être contagieux. Or le contact de la vulve de l'enfant avec la chemise ou les draps souillés par ces sécrétions, est plus d'une fois la cause d'inoculations.

L'enfant doit coucher seule, et on recommandera tout particulièrement aux mères ayant des pertes blanches de ne pas prendre leur fillette dans leur lit.

Les attentats criminels sont heureusement rares à cet âge, mais on ne saurait les considérer comme négligeables. Il n'est jamais bon de laisser errer les petites filles à l'abandon.

La surveillance est surtout nécessaire quand des enfants de sexe différent se trouvent réunis pour le jeu ou pour le travail. Il n'est pas exceptionnel que des garçons, précocement vicieux, essaient de reproduire, avec des fillettes de leur âge, des actes auxquels ils ont été prématurément initiés. Un certain nombre d'infections gonococciques, observées dans les hôpitaux d'enfants, n'ont pas d'autre origine, et la preuve en est faite assez facilement, si l'on remonte à la source.

En dehors de ces tentatives, on doit redouter les habitudes d'onanisme ; les enfants y sont conduites par d'autres camarades, ou elles peuvent y être amenées spontanément par des démangeaisons, ainsi que par des irritations accidentelles des organes génitaux externes.

C'est dans toutes ces circonstances que la sollicitude vigilante des mères pourra prévenir des désordres dangereux, et faire de bonne hygiène prophylactique, en mettant les enfants à l'abri de tout ce qui peut les souiller moralement et physiquement.

CHAPITRE II

Hygiène de la puberté.

1. *Période prépubère.* — A mesure que l'enfant approche de la puberté, l'appareil génital prend une place plus importante dans l'organisme. Les nouvelles fonctions dont il va être le siège le rendront plus vulnérable, les écoulements sanguins, les sécrétions qui les accompagnent ou les suivent, favoriseront les immigrations microbiennes, en même temps que le développement des organes profonds les associera plus directement à la pathologie des premières voies génitales. Les poussées congestives périodiques qui se produiront, ajoutant leur action à celles de diverses influences héréditaires ou acquises, seront parfois le point de départ de dystrophies ovariennes et utérines.

Les modifications de l'utérus et de ses annexes ont un retentissement très accentué sur toute l'économie. La fluxion qui accompagne la tuméfaction des follicules de Graaf, probablement aussi la résorption de substances sécrétées par les ovaires et par les glandes utérines, provoquent des transformations dans tout l'organisme, ainsi qu'en témoignent le développement des seins et du système pileux, l'allongement de la taille, l'élargissement du bassin, l'impressionnabilité du système nerveux, les variations du caractère, etc. C'est cet ensemble de phénomènes qui constitue la *crise de la puberté*.

On la considère volontiers comme une épreuve redoutable, pouvant entraîner, sur l'instant, des accidents sérieux, et exercer, pour l'avenir, une influence décisive sur la santé des jeunes filles. Lorsque la menstruation est difficile, irrégulière, on la rend responsable de tous les désordres qui surviennent, même beaucoup plus tard, dans l'organisme.

Cette appréciation est considérablement exagérée : chez une fillette saine, bien portante, le flux menstruel apparaît, en quelque sorte, sans effort, et les phénomènes qui l'accompagnent ne dépassent pas notablement ceux que l'on observe chez la plupart des femmes à chaque époque.

Cependant, la rapidité de la croissance, les modifications profondes des divers organes, ne s'effectuent pas sans affaiblir l'économie et sans diminuer quelque peu sa résistance. Il n'est pas surprenant que la tuberculose, et d'autres maladies infectieuses, trouvent, à cet âge, un terrain particulièrement favorable à leur évolution.

On observe, au moment des règles, des phénomènes d'*éréthisme cardio-vasculaire*, accompagnés ou non de palpitations, qui sont en rapport avec une hypertension [1] artérielle [2] momentanée.

---

1. Huchard, *Traité clinique des maladies du cœur et des vaisseaux*, Paris, 1893.
2. A. Siredey et Mlle M. Francillon, *Recherches sur les modifications de la pression artérielle au cours de la menstruation (Bullet. Soc. Méd. des hôpitaux*, 1905).

Il en résulte des congestions de divers organes qui, dans le poumon, faciliteront le développement de la tuberculose, dans le rein, réveilleront d'anciennes lésions de maladies infectieuses du jeune âge, et provoqueront de l'albuminurie. Une affection latente du cœur se révélera, quelquefois aussi, soudainement, dans ces conditions. Enfin, l'exagération de cet éréthisme cardio-vasculaire, sa prolongation insolite, pourraient ultérieurement entretenir des troubles graves de la circulation.

Le système nerveux central subit tout particulièrement l'influence de la puberté : l'émotivité. la tendance à la tristesse, assez habituelles au moment des règles, prennent, dans certains cas, une intensité inquiétante. L'hystérie, la neurasthénie, éclatent quelquefois à cette occasion. Exceptionnellement on peut voir survenir de véritables troubles vésaniques [1] : mysticisme, mélancolie, hébéphrénie, etc. Mais ces accidents ne se rencontrent guère que chez des jeunes filles qui sont sous le coup de quelque dégénérescence héréditaire.

Il serait excessif de mettre sur le compte des premières menstruations les déviations de la taille, les migraines, les mauvaises digestions, les diverses éruptions d'érythème, d'acné, d'herpès, d'eczéma, etc., qui sont si communes à cet âge, et n'appartiennent pas en propre au sexe féminin.

---

1. J. Voisin, *XIIIe Congrès international de Médecine*, Paris, 1900.

En réalité, si la puberté ne crée par elle-même aucune maladie, elle met souvent en évidence des tares latentes. Mais dans la majorité des cas, bien loin de provoquer les troubles de la santé générale, c'est elle qui subit leur influence.

Un développement insuffisant du squelette, une circulation défectueuse, par suite de quelque cardiopathie congénitale ou acquise, une hématose incomplète, une excitabilité anormale du système nerveux, retardent l'évolution des organes génitaux, et peuvent en entraver le fonctionnement.

A aucune époque de la vie la solidarité des divers appareils ne s'affirme d'une manière plus évidente : la crise de la puberté sera d'autant plus facile et plus régulière, qu'elle s'accomplira dans un organisme plus sain et mieux préparé.

C'est vers ce but que doivent tendre tous les efforts de l'hygiène pendant la *période prépubère*.

Aussi n'est-ce point seulement de l'hygiène génitale qu'il doit être question ici, il est indispensable que la sollicitude des médecins et des familles s'applique à surveiller la croissance de la fillette et à corriger toutes les défaillances de la nature.

Hygiène générale. — Rien n'est plus fréquent, à cet âge, et surtout dans les villes, que de constater une disproportion notable dans le développement des diverses parties du corps, le segment inférieur l'emportant de beaucoup sur le segment supérieur : le bassin s'est élargi, les jambes et les cuisses se sont allongées, le pubis s'est couvert de poils, et néanmoins le thorax reste grêle, les mamelles sont peu développées, les membres supérieurs longs, maigres et peu musclés. Il semble que l'abdomen et les membres inférieurs soient en avance sur le thorax.

La menstruation précoce, dans ces conditions, ne fait qu'apporter un nouvel élément de trouble dans l'économie. Ces pertes de sang périodiques contribuent encore à appauvrir l'organisme et à compromettre son développement définitif.

C'est dans la période prépubère que l'on doit y remédier et chercher à maintenir, autant que possible, l'équilibre entre les diverses parties du corps.

Appareil respiratoire. — Cette étroitesse du thorax est généralement en rapport avec une *insuffisance respiratoire*, qui peut résulter soit d'un obstacle à l'entrée de l'air, soit d'altérations antérieures des poumons. Les *tumeurs adénoïdes du pharynx*, *l'adénopathie trachéo-bronchique*, la *tuberculose pulmonaire*, en sont les causes les plus habituelles, et l'on devra s'en préoccuper particulièrement à l'approche de la puberté.

S'il existe des végétations rhino-pharyngiennes ou des altérations de la muqueuse nasale qui constituent un obstacle au passage de l'air, il faut réclamer l'intervention d'un spécialiste compétent.

En présence d'adénopathie trachéo-bronchique et de vestiges de tuberculose pulmonaire ancienne, que l'on trouve souvent associés, on conseillera une cure à la Bourboule ou tout au moins au bord de la mer, que l'on complétera par la gymnastique et le massage.

Pour les fillettes qui ne présentent aucune tare appréciable du côté des voies respiratoires, et qui sont simplement victimes de l'air vicié des villes, le même traitement pourra être suivi avec avantage. Elles bénéficieront largement d'un séjour prolongé à la campagne et de préférence dans des régions élevées. On connaît les excellents résultats des *colonies scolaires*, organisées par des œuvres philanthropiques privées dignes de toute notre admiration, qui mettent aujourd'hui à la portée des pauvres un traitement de première nécessité, réservé jusque-là aux enfants des riches.

En fournissant aux poumons un air pur et vivifiant, on favorisera l'élargissement du thorax, comme il est facile de s'en rendre compte à l'aide de mensurations périodiques. On conseillera en même temps, à toutes ces fillettes, des exercices de *gymnastique respiratoire* accompagnés de mouvements tendant à porter les bras en dehors (exercices de rame, de natation), tandis qu'on leur interdira les mouvements violents des membres inférieurs.

C'est également parmi ces thorax grêles que l'on rencontre les sujets atteints de troubles congénitaux du cœur et des vaisseaux : *aplasie artérielle, rétrécissement mitral*, etc. Ces enfants-là exigeront une surveillance encore plus attentive : la mer ne leur convient guère, non plus que les altitudes excessives. Il leur faut une vie calme, au grand air, et un régime alimentaire qui ne surcharge ni leur foie, ni leurs reins. La puberté est souvent, dans ces conditions, une crise dangereuse.

Les fillettes bien portantes n'ont pas moins de droits à la sollicitude du médecin ; s'il n'est pas indispensable de leur imposer des cures thermales ou climatériques préventives, on doit au moins leur assurer l'application rigoureuse des lois de l'hygiène générale.

On leur conseillera le séjour à la campagne aussi prolongé que les circonstances le permettront : la mer convient aux lymphatiques, la montagne est plus favorable aux nerveuses. Même à la ville, on exigera des promenades quotidiennes, et on leur fera garder la fenêtre ouverte ou entr'ouverte pendant la nuit.

Vêtements. — Les vêtements doivent être amples et légers, appropriés au climat et aux saisons ; mais il est bon d'accoutumer les enfants à ne pas se couvrir avec excès. L'abus des châles, des fourrures, surtout à la maison, ne fait qu'augmenter leur sensibilité aux intempéries lors des sorties. Le corset sera aussi souple que possible, et on veillera à ce qu'il ne soit pas trop serré. Dès cet âge, la coquetterie fait déjà des victimes, et nos jeunes clientes obéissent plus facilement aux suggestions de la couturière qu'aux conseils du médecin.

Appareil digestif. — Une alimentation substantielle leur est nécessaire. Les viandes grillées, rôties leur seront particulièrement recommandées ; on aura soin d'y joindre des œufs, des pâtes, des légumes, des fruits. Beaucoup d'enfants refusent les légumes verts qui ont cependant une grande utilité pour les fonctions intestinales. Il n'y a pas d'inconvénient à varier le choix des aliments ; mais on interdira les crudités, les mets acides ou épicés, les viandes marinées et faisandées, tout ce qui, en un mot, irrite l'estomac excite le système nerveux, et devient le point de départ de dyspepsies ou de névroses.

Le vin largement étendu d'eau, la bière, le cidre, en quantité modérée, peuvent être permis si l'estomac les supporte. Le thé, le café, ne doivent être pris qu'en infusions légères et à doses très modérées. Il n'y a d'ailleurs aucun inconvénient à laisser les enfants boire de l'eau pure et saine.

On ne saurait trop mettre les familles en garde contre l'abus des toniques, des vins médicamenteux, des reconstituants divers, qui s'introduisent dans toutes les maisons comme de véritables spécifiques, pour favoriser la crise de la puberté. Ils sont la cause fréquente de troubles digestifs ou nerveux.

Les fonctions intestinales doivent être surveillées avec soin. La constipation mérite une attention toute spéciale en raison de son extrême fréquence, et des accidents de tout genre qu'elle peut occasionner.

Elle entre pour une très large part dans la genèse des maladies du tube digestif. Le moindre inconvénient de la stase des matières fécales dans le gros intestin, est de provoquer une sensation de plénitude, de distension de l'abdomen qui s'accompagne d'une notable diminution de l'appétit, et quelquefois d'anorexie complète, au grand détriment de la nutrition, à un âge où l'organisme a besoin de matériaux pour sa transformation.

A un degré plus accentué, la constipation donne lieu à des phénomènes d'infection gastro-intestinale avec fièvre, état saburral très prononcé de la langue, et malaises généraux plus ou moins caractérisés.

Souvent la rétention des masses stercorales, par l'irritation qu'elle entretient au niveau de la muqueuse intestinale, devient le point de départ de l'entéro-colite. Lorsqu'elle atteint le cæcum, elle amène des altérations de l'appendice : pénétration de sciballes dans le canal appendiculaire, folliculite, etc., qui sont les premières étapes de l'appendicite.

En dehors de ces conséquences directes, la constipation a un retentissement indirect sur l'estomac et sur l'intestin, par l'abus des médicaments qu'elle entraîne. L'usage prolongé de laxatifs variés, et choisis le plus habituellement sans discernement, doit compter comme une cause importante des inflammations chroniques de l'estomac et de l'intestin. Ces désordres engendrent quelquefois des troubles profonds de la santé générale, par l'entrave qu'ils apportent à la nutrition.

Un grand nombre de ces affections mal définies : états anémiques, maladies de langueur, etc., que l'on observe assez communément chez les jeunes filles à l'époque de la puberté, ne reconnaissent pas d'autre cause qu'un fonctionnement insuffisant de l'intestin.

L'appareil génital est peut-être, après le tube digestif, celui qui souffre le plus de la constipation.

L'accumulation des matières fécales dans le rectum atteint parfois des proportions invraisemblables, ainsi qu'en témoigne le toucher vaginal chez un grand nombre de femmes. L'ampoule rectale est distendue par la masse stercorale, au point d'effacer le vagin et de gêner l'introduction du doigt. A la partie supérieure du rectum, au niveau du cul-de-sac vaginal et sur le bord gauche de l'utérus, on perçoit souvent un empâtement diffus que des observateurs, insuffisamment expérimentés, prennent facilement pour une lésion annexielle. Il en résulte une compression des plexus utéro-ovariens bien propre à entretenir des phénomènes de congestion dans l'appareil génital.

Il est probable d'ailleurs qu'en dehors de cette gêne mécanique, la rétention stercorale contribue à provoquer ou à entretenir des phénomènes d'infection du côté de l'utérus et de ses annexes.

On a beaucoup écrit et disserté sur les causes de la constipation. On a bien mis en évidence le rôle des sécrétions intestinales, celui de la bile, celui du système nerveux, des muscles abdominaux, l'influence des aliments sur le cours régulier des matières. Tous les auteurs ont signalé l'importance de la volonté, et cependant il semble que l'on n'ait pas suffisamment insisté sur les causes psychiques de cette paresse de l'intestin. L'indifférence, le mépris, que l'on témoigne aux fonctions intestinales, ont une part incontestable dans la production de cette constipation quasi endémique qui sévit d'une façon si générale sur le sexe féminin, surtout dans les grandes villes.

L'éducation de l'intestin n'est pas négligeable. Il est de la plus grande importance, dès les premières années de la vie, d'habituer l'enfant à aller régulièrement à la garde-robe, tous les jours, autant que possible à la même heure, et à mesure que l'enfant grandit, il faut l'intéresser à cette fonction, lui en faire comprendre l'importance, et l'amener à ne rien négliger pour en assurer l'accomplissement.

Les petites filles exigent à ce point de vue une surveillance particulière : elles s'arrachent difficilement à leurs jeux pour la séance quotidienne que l'hygiène leur réclame. Plus tard elles profitent de tous les prétextes que leur offrent les obligations et complications sociales, agrémentées d'ailleurs d'une pudeur excessive, pour s'affranchir de ce tribut, et peu à peu elles s'entraînent à la rétention systématique : certaines d'entre elles ne vont à la selle que tous les deux ou trois jours; d'autres, plus idéales, se présentent à peine à la garde-robe une ou deux fois par semaine. Un grand nombre de jeunes filles, lorsqu'on les interroge à ce sujet, ne peuvent même pas répondre avec précision, et elles avouent ingénument qu'elles ne savent pas si leur intestin fonctionne régulièrement.

Cette question ne saurait trop préoccuper les mères de famille et les personnes chargées d'élever les enfants ; il est de toute nécessité que l'on s'applique à leur faire contracter l'habitude d'évacuations régulières, et l'insistance avec laquelle je me suis étendu sur ce sujet est suffisamment légitimée par son importance.

Système nerveux. — Nulle part l'influence de la puberté ne se fait plus vivement sentir que du côté du système nerveux. Tous les auteurs, qui se sont occupés de cette question, ont insisté avec raison sur les modifications du caractère que l'on observe à cet âge.

Beaucoup de jeunes filles, en effet, présentent à ce moment une tendance très marquée à la rêverie, à la mélancolie. Elles ont moins d'application dans leurs études ; elles s'intéressent moins aux choses extérieures, et vivent davantage en elles-mêmes. Parfois elles se livrent au travail avec une ardeur excessive, que suivent bientôt des périodes de fatigue ou de découragement. Leurs sentiments prennent plus d'acuité ; il en résulte pour elles une plus grande susceptibilité, qui provoque à chaque instant des déceptions, se traduisant par des crises de larmes peu justifiées.

Il semble en un mot que l'équilibre du système nerveux soit mal assuré : s'agit-il là de phénomènes réflexes ayant leur point de départ dans le processus d'ovulation ? ou bien les modifications qui se passent dans l'ovaire apportent-elles dans le sang des produits de sécrétion dont l'effet n'est pas encore suffisamment neutralisé ?

2.

Quoi qu'il en soit, cet état mérite toute l'attention des parents et celle des personnes chargées de l'éducation des jeunes filles.

L'adage : *Mens sana in corpore sano*, trouve ici, mieux que partout ailleurs, son application. Si le développement de la jeune fille s'est fait régulièrement, si toutes les fonctions s'accomplissent normalement, l'intelligence bénéficiera de la santé du corps : les phénomènes qui se passent dans l'appareil génital n'auront qu'un retentissement très modéré sur les centres nerveux. Tout se bornera à quelques irrégularités de caractère, dont la sollicitude éclairée d'une mère aura promptement raison. Mais si la jeune fille a derrière elle une hérédité nerveuse un peu chargée, si son éducation antérieure n'a fait qu'accroître sa nervosité, la crise de la puberté peut la conduire à la *neurasthénie* ou à *l'hystérie* ou à *d'autres maladies nerveuses*.

Cet âge correspond à celui des études, et il est difficile, dans les conditions actuelles de la société, qu'il en soit autrement. Il faut convenir que le plus souvent ces études se font sans le moindre inconvénient. Un travail quotidien, régulier, peut même être considéré comme une chose salutaire, en ce qu'il discipline l'esprit, et qu'il laisse moins de place aux vaines rêveries; mais ce travail ne doit pas causer de fatigue excessive, ni aller jusqu'au surmenage. Or la poursuite de diplômes, de récompenses, qui flattent la vanité des parents et celle des enfants, entraîne trop souvent des excès inconscients, dont les déplorables effets ne tardent pas à se faire sentir.

En dehors des études régulières, souvent trop compliquées, déjà, on ajoute l'instruction religieuse, l'enseignement du dessin, de la musique, de la déclamation, etc.

Ces matières sont délicates et exigent beaucoup de prudence de la part des parents. Un enseignement religieux mal compris, fait dans un esprit étroit, sévère, trouble la conscience des enfants et peut les entraîner vers un mysticisme dangereux.

La pratique des arts, poussée à l'excès, présente des inconvénients analogues, en créant une spécialisation trop exclusive, peu favorable à la culture générale de l'intelligence, et qui tend quelquefois à surexciter le système nerveux, d'une manière inquiétante.

Certains gynécologues ont fait, particulièrement à ce point de vue, le procès de la musique ; ils l'accusent, un peu légèrement, de troubler les fonctions ovariennes, en y entretenant une congestion qui pourrait être le point de départ de troubles dystrophiques graves (Lawson-Tait). Rien ne justifie une pareille conception : qu'il s'agisse de musique, de dessin, de lettres ou de sciences, on ne doit redouter que *l'abus*, le *surmenage*. Il suffit d'observer les jeunes filles, pour se rendre compte de l'influence que peut exercer sur leur imagination tel ou tel genre d'études, et on doit refréner avec soin tout ce qui serait de nature à rompre l'équilibre de leur système nerveux. La culture intensive, que réclame une spécialisation, viendra mieux, et plus utilement, après la crise de la puberté.

Mais ce ne sont pas seulement les travaux de l'enfant qui méritent l'attention des personnes chargées de leur éducation : leurs distractions, leurs jeux ne sont pas négligeables.

On encouragera de préférence tous les jeux de plein air qui donnent de la souplesse et de la grâce aux mouvements : le croquet, le tennis, le volant, les rondes, les danses, qui constituent une excellente gymnastique.

A notre époque, on a une tendance fâcheuse à mêler les jeunes filles et même les enfants à la vie des grandes personnes. Le théâtre, les soirées mondaines, ne conviennent guère à l'âge de la puberté. Les veilles qui en résultent sont préjudiciables à la santé; l'atmosphère restreinte, commune à toutes les agglomérations, est éminemment défavorable ; enfin leurs jeunes cerveaux ne peuvent rien gagner à ces excitations, qui exaltent leur imagination et les entraînent à s'occuper d'une foule de questions qui ne sont pas de leur âge.

De telles distractions ne seront permises que d'une manière exceptionnelle.

Les parents doivent surveiller sérieusement les relations des jeunes filles : on étudiera avec soin leurs compagnes habituelles, les domestiques qui les entourent, car le contact d'une personne vicieuse est particulièrement nuisible à cet âge de transformation. On sera surtout très attentif quand des enfants de différent sexe se trouveront réunis. On n'a pas grand'chose à redouter de tout ce qui se passe au grand jour, dans les jeux en commun, mais il importe d'éviter les tête-à-tête, l'isolement. Les mères oublient trop facilement que leurs enfants grandissent : à cet âge, les sens sont en éveil et, la curiosité aidant, il y a toujours lieu de redouter des entraînements que l'inconscience rendrait encore plus dangereux.

Il ne s'agit pas seulement là d'un point de pédagogie, mais d'une question de prophylaxie sanitaire et morale, sur laquelle il me paraît utile d'insister.

II. *Période pubère.* — Lorsque le travail de la puberté s'est révélé par le développement du bassin et de la poitrine, par l'apparition des poils à la région pubienne, la première menstruation peut apparaître inopinément, sans avoir provoqué de véritables malaises. Parfois, elle s'annonce, plusieurs mois à l'avance, par des manifestations anormales dans la région lombo-abdominale : sensations de pesanteur, et même douleurs véritables au niveau des reins, accompagnées de coliques dans les parties inférieures de l'abdomen ; ces malaises durent plusieurs jours, puis ils disparaissent pour revenir quatre ou cinq semaines plus tard, dans des conditions analogues. Quand on constate quelques-uns des signes précurseurs de la puberté, il est bon d'avertir la fillette, pour lui éviter l'émotion que peut lui causer l'apparition du sang.

On a beaucoup exagéré les précautions que comporte la période menstruelle.

Quand les choses se passent normalement, il n'y a rien à changer à la vie habituelle ; les travaux, les études peuvent suivre leur cours, mais il convient d'éviter la fatigue, les exercices violents, en un mot tout ce qui serait de nature à augmenter la congestion utéro-ovarienne. Ces précautions sont particulièrement nécessaires lors des premières menstruations: les longues marches, l'équitation, l'abus de la bicyclette, la station debout prolongée, ne sont pas sans effet sur l'abondance et la durée de l'écoulement sanguin. Il se produit ainsi, dès l'origine, des *ménorragies*, qui tendent à augmenter avec l'âge, au grand détriment de la santé générale.

On doit se préoccuper beaucoup moins des influences atmosphériques, auxquelles on attribue généralement une importance excessive. La sensibilité au froid, à l'humidité, est, quelquefois, faiblement accentuée par le malaise qui accompagne toujours la période menstruelle; on pourrait ajouter que l'organisme est peut-être plus vulnérable dans ces circonstances; mais il est facile de se prémunir contre ces légers inconvénients, et ils n'obligent nullement à renoncer aux occupations ou aux distractions accoutumées.

Cette crainte du froid est telle que beaucoup de personnes ne veulent pas changer de linge et ne prennent aucun soin de propreté pendant les règles ; d'autres n'oseraient même pas se laver les mains à l'eau froide. Ces préjugés sont parfaitement ridicules, et ils sont en contradiction avec toutes les règles de l'hygiène : le sang et les sécrétions glandulaires, éliminées avec lui, exhalent une odeur pénétrante, qui serait de nature à causer une gêne véritable aux personnes délicates, et ces mêmes produits accumulés sur des linges à l'entrée des voies génitales pendant plusieurs jours, pourraient devenir un véritable élément d'infection.

Il y a donc lieu non seulement de *permettre*, mais de *prescrire* des soins de propreté : le linge de corps sera changé au moins chaque jour s'il est souillé ; les garnitures seront renouvelées aussi souvent que l'exigera l'abondance de l'écoulement sanguin ; enfin des lotions seront faites plusieurs fois par jour, plus minutieusement que dans les conditions ordinaires.

Il importe peu que l'on se serve d'eau chaude ou d'eau froide, c'est une question d'habitude : l'eau chaude nettoie mieux, plus complètement ; l'eau froide, par son action sur le système nerveux vaso-moteur, contribuerait plutôt à diminuer l'abondance de l'écoulement sanguin, mais il n'y a pas lieu de redouter qu'elle en amène la suppression : ce phénomène ne pourrait se produire que chez des sujets très impressionnables, d'une nervosité exceptionnelle, et le plus souvent sous l'influence de la suggestion, parce qu'on leur aurait fait croire à l'avance qu'il devait en être ainsi. Froide ou chaude, l'eau sera toujours accompagnée de savon, pour débarrasser la peau et les poils des caillots et des mucosités qui s'y attachent.

Le choix des garnitures n'est pas indifférent ; on prendra de vieux linge, souple et bien poreux, de préférence à la toile neuve, rude, dont les frottements blesseraient les grandes lèvres ou la face interne des cuisses. D'ailleurs, même sur le vieux linge très doux, le sang desséché peut avoir le même inconvénient si les bandes ne sont pas changées assez souvent.

Depuis quelque temps, on emploie volontiers du coton hydrophile, appliqué sur des serviettes, ou entouré d'une couche de gaze qui en fait une garniture assez commode, peu coûteuse, et que l'on brûle à chaque changement. Ce procédé paraît très recommandable.

L'époque menstruelle ne contre-indique nullement les lavages du corps à l'eau froide, et même l'usage du tub ou des douches pour *les personnes qui y sont accoutumées*, non plus que les frictions sèches ou aromatiques. Ces pratiques éminemment salutaires, poursuivies dès le début de la menstruation, ne sauraient avoir sur elle aucune mauvaise influence; elles contribueront au contraire à la faciliter, en améliorant la santé générale.

Les bains sont plus discutables : chauds ou tièdes, il y a lieu de craindre qu'ils augmentent les pertes; froids, ils pourraient provoquer des réactions nerveuses et arrêter le cours du sang.

Il faut convenir cependant que l'on a beaucoup exagéré leurs inconvénients. Ils ont été trop peu employés jusqu'ici, au cours de la menstruation, pour que leur action soit bien connue.

Au bord de la mer, les pêcheuses, les femmes employées dans les marais salants, ne s'inquiètent guère de leurs menstrues, elles accomplissent leur travail comme de coutume, entrant à l'eau sans crainte, et y restant de longues heures; il ne semble pas qu'elles aient à en souffrir.

La balnéation au cours des pertes de sang, normales ou pathologiques, a été préconisée systématiquement dans certaines stations thermales chlorurées sodiques ou sulfureuses, et cette pratique a le plus souvent donné de bons résultats.

Il est à peine besoin de réfuter les préjugés relatifs à la nature et aux propriétés du sang des règles. L'écoulement menstruel est composé de sang et des produits de la sécrétion des glandes utérines, qui lui donnent son odeur et son aspect particulier. Ces sécrétions, étant alcalines, maintiennent le sang fluide. Il ne se coagule que s'il est retenu dans l'utérus ou dans le vagin; il a d'ailleurs beaucoup moins de tendance à la coagulation que celui qui provient d'hémorragies indépendantes de la menstruation, dont il diffère par certains caractères extérieurs.

Il ne possède aucune des propriétés malfaisantes que lui a prêtées et que lui prête encore l'imagination populaire. Il ne pourrait devenir dangereux que s'il était altéré, et dans la mesure où le seraient la plupart des produits organiques en voie de décomposition, ou s'il renfermait des microbes pathogènes provenant des sécrétions génitales auxquelles il est mélangé. Il ne saurait, à lui seul, provoquer un écoulement blennorragique, si les sécrétions qui l'accompagnent ne renferment pas de *gonocoques* : *la plus belle fille du monde ne peut donner que ce qu'elle a.*

III. *Hygiène de la jeune fille.* — De la puberté

au mariage, la pathologie génitale de la jeune fille se réduit à peu près aux troubles fonctionnels et dystrophiques, qui sont sous la dépendance de la santé générale.

Les chances d'infection sont beaucoup moindres que dans le jeune âge. Les contacts avec des personnes étrangères deviennent moins intimes, la jeune fille apporte moins d'inconscience dans ses jeux, plus de retenue dans ses relations avec ses camarades, et en dehors de pratiques vicieuses, heureusement rares, on n'a guère à redouter de contaminations.

La plupart des désordres que l'on observe : *aménorrhée*, *dysménorrhée*, *ménorragies*, *leucorrhée*, relèvent généralement de causes indépendantes de l'infection.

Pendant toute cette période, l'hygiène ne réclame de la jeune fille que les soins de propreté auxquels elle a dû être accoutumée depuis l'enfance : lotions à l'eau et au savon matin et soir, de manière à débarrasser les plis vulvaires des débris épithéliaux, qui pourraient devenir une cause d'irritation locale, et quelquefois même, quoique rarement, une cause d'infection ascendante.

Convient-il de prescrire aux jeunes filles l'usage des injections vaginales ? D'excellents auteurs, préoccupés, avant tout, des nombreux microbes que renferment les organes génitaux, voient dans cette pratique le meilleur moyen de prévenir les infections, et en particulier celles que l'on observe dans les premiers temps de la vie conjugale.

Ces conclusions, appuyées sur des vues théoriques, paraissent excessives et peu justifiées.

Il ne faut pas oublier que la flore si variée du vagin renferme surtout de simples saprophytes à peu près inoffensifs. Quant aux microbes pathogènes, tels que le streptocoque, le staphylocoque, le coli-bacille, qui envahissent si facilement le canal génital, il semble qu'ils perdent leur virulence en y séjournant. Les recherches de Döderlein attribuent à l'un des microbes habituels du vagin la production d'acide lactique qui neutraliserait les streptocoques et autres organismes pathogènes.

Quoi qu'il en soit, l'observation montre que dans l'immense majorité des cas, sinon dans la totalité, les organes génitaux des jeunes filles restent sains, quand on s'abstient à leur égard de toute thérapeutique préventive.

La pratique habituelle des injections les mettrait-elle plus sûrement à l'abri d'accidents? La chose est peu probable, et tout porte à penser que ces injections, d'une utilité très discutable, puisqu'elles n'arriveraient pas à détruire tous les microbes renfermés dans le vagin, seraient plutôt dangereuses. Faites dans des conditions d'asepsie insuffisante, elles risqueraient d'apporter sur le col utérin des organismes plus malfaisants que les hôtes paisibles de cette région; et même, si ces injections étaient bien faites, il y aurait lieu de craindre les traumatismes exercés sur la vulve, sur le vagin, ou quelquefois sur le col utérin, par des canules mal dirigées. Elles deviendraient ainsi la cause d'accidents variés auxquels il est préférable de ne pas exposer les jeunes filles.

CHAPITRE III

Hygiène de la femme mariée.

1. *Accidents de la défloration*. — Avec le mariage [1], les conditions changent, en raison des traumatismes que subissent les organes génitaux de la femme et des infections qui peuvent en être la conséquence.

Les premiers rapports sexuels entraînent la déchirure plus ou moins violente de l'hymen; il en résulte une douleur assez vive, qui se renouvelle, les jours suivants, avec une intensité variable, car jusqu'à ce que la plaie soit complètement cicatrisée, il existe un certain degré de *vulvite*, quelquefois de *vulvo-vaginite*, qui rend les contacts pénibles; le plus souvent, ces accidents sont sans importance, et ils disparaissent au bout d'une semaine. Mais on observe parfois des désordres plus graves, causés soit par la violence du traumatisme, soit par les infections qui en sont ultérieurement la conséquence. On a constaté des déchirures étendues de la vulve et du vagin, accompagnées d'hémorragies sérieuses; on a cité des perforations du rectum ou du cul-de-sac vaginal postérieur, accidents qui ont même causé la mort.

---

1. Il est à peine besoin de faire observer que le mariage n'est envisagé ici qu'au point de vue physiologique.

Il est inutile d'insister sur ces complications exceptionnelles, dans lesquelles la disproportion des organes a joué certainement un rôle, mais où l'on ne saurait méconnaître une certaine part de brutalité.

Ces accidents pourraient être évités si le mari, au lieu de considérer l'acte de mariage comme une lettre de change immédiatement réalisable, apportait dans les premières relations un peu plus de douceur et de diplomatie.

En général, la jeune mariée est insuffisamment préparée à cette initiation, dont elle ne soupçonne guère le caractère violent. Les désirs sont encore assez vagues chez elle, ses sens ne s'éveilleront que plus tard. Beaucoup de femmes, physiquement et moralement blessées par une prise de possession brutale, en gardent une impression pénible, qui joue, plus souvent qu'on ne le pense, un rôle fâcheux dans les ménages.

Réduite à ses proportions ordinaires, en quelque sorte normales, la défloration est presque toujours suivie de vulvo-vaginite. La déchirure de l'hymen, l'irritation qui l'accompagne, fournissent aux microbes des premières voies génitales un terrain de culture qui exalte momentanément leur virulence et, de nouveaux traumatismes aidant, ils peuvent envahir le vagin et le col utérin.

Il en résulte quelquefois une métrite cervicale [1],

---

1. A. Siredey, *La métrite des jeunes mariées* (*Journal des Praticiens*, 1905).

que les anciens auteurs qualifiaient de *métrite
balistique*, et qu'ils attribuaient *aux excès de la
lune de miel*. Quelques ménagements et des soins
locaux en ont promptement raison.

Il n'est pas impossible cependant que, négligée
ou mal soignée, elle se propage au corps utérin et
aux annexes.

Ces métrites présentent une intensité toute
spéciale chez certaines femmes, qu'une brièveté
anormale du vagin expose à des traumatismes du
col utérin ou du corps rétrofléchi, déviation fréquente en pareil cas.

Les microbes envahissent d'autant plus facilement le col utérin qu'ils sont portés directement
sur son orifice, que le choc pénien dilate quelquefois légèrement.

Il existe presque toujours une très vive sensibilité, avec empâtement dans le cul-de-sac de Douglas, et sur les côtés de l'utérus, témoignant de
violentes réactions péri-utérines. Ces accidents
pourraient être prévenus ou atténués au moyen
de quelques précautions destinées à éviter la con-
tusion du col utérin et du cul-de-sac postérieur.

Il n'est pas rare d'observer des fausses couches dans les premiers mois du mariage; elles
sont le plus souvent méconnues et leurs conséquences n'en sont que plus funestes. Il survient
un retard des règles, auquel la jeune femme
n'attache pas d'importance : elle n'accorde pas
plus d'attention aux petits malaises qui auraient
pu constituer pour elle un avertissement. Elle
ressent quelques coliques plus violentes que de

coutume; le sang paraît, et elle est convaincue qu'il s'agit simplement de ses règles, légèrement modifiées, en raison de sa vie nouvelle. La perte de sang est plus abondante, dure plus longtemps, elle n'en prend nul souci, et n'interrompt en rien le cours de ses occupations ou de ses distractions habituelles, jusqu'au jour où, souffrant davantage, épuisée, elle se décide à consulter un médecin.

Celui-ci constate un gros utérus au col ouvert, donnant lieu à un écoulement sanguin quelquefois fétide. S'il s'agit d'une simple rétention placentaire, le traitement est facile, et la guérison en sera obtenue complètement, mais souvent il s'est produit déjà, du côté des annexes, des détermitions qui pourront avoir les plus fâcheuses conséquences!

Assurément les inflammations banales de l'utérus et les fausses couches n'appartiennent pas en propre aux jeunes mariées; on les rencontre fréquemment dans le cours de la vie conjugale, mais elles ont une importance toute particulière au début du mariage, parce qu'elles sont plus souvent méconnues ou négligées et deviennent ainsi le point de départ de complications graves.

La plupart des jeunes femmes n'ont de leur rôle aucune notion précise. La timidité, une pudeur exagérée, les empêchent de se plaindre, de demander des éclaircissements et des conseils, et elles ne se décident à réclamer des secours que lorsque le mal a déjà pris une extension qui en rendra la guérison lente et difficile.

Le plus souvent même ces divers accidents

viennent les surprendre au cours du classique « voyage de noce », qui réunit à peu près toutes les conditions susceptibles de les aggraver.

A un moment où elles auraient particulièrement besoin de précautions et de soins, la vie d'hôtel leur permet à peine de consacrer à leur toilette l'attention qu'elles y apportent habituellement.

Il est assez naturel que les jeunes mariés cherchent à s'isoler pendant les premiers jours de leur union, et un voyage qui leur assurerait un peu de repos, dans un site agréable et sain, ne pourrait que leur être favorable.

Mais on ne saurait trop protester, au nom de l'hygiène, contre ces longs voyages, dont chaque journée est remplie par des excursions fatigantes, ascensions de montagnes, courses prolongées en voiture, ou même en automobile, sans aucun repos, pour le corps comme pour l'esprit. Les marches incessantes, la trépidation continue des véhicules de tout genre, l'énervement ininterrompu des déplacements quotidiens, l'ingestion hâtive des produits indigestes de l'art culinaire international, tout contribue, dans ces voyages, à surexciter le système nerveux des jeunes mariés, et à exagérer dans la sphère génitale les phénomènes congestifs entretenus déjà par un fonctionnement excessif.

Comment serait-on surpris de la fréquence des métrites et des fausses couches dans ces conditions? On s'étonnerait avec plus de raison de voir que ces imprudences systématiques n'entraînent pas de conséquences plus graves!

11. *Prophylaxie.* — Si l'on n'envisage que ces circonstances physiologiques, les mesures prophylactiques concernant les jeunes mariées sont assez simples, bien que leur application se heurte à des habitudes et à des préjugés contre lesquels il est difficile de réagir.

Il serait désirable d'enseigner aux jeunes filles à la veille de leur mariage, ou au plus tard dès les premiers jours qui le suivent, les notions d'hygiène qui leur sont indispensables. Au lieu de laisser dans l'ombre et dans le mystère ces fonctions si essentielles, puisque c'est sur elles que repose tout espoir de maternité, on devrait leur en faire comprendre l'importance, et les mettre en garde contre tout ce qui est de nature à compromettre leur intégrité.

Mieux éclairées, elles ne s'exposeraient pas à garder indéfiniment ces douleurs et ces écoulements de la première heure, qui seront bientôt des symptômes de complications profondes. Elles éviteraient ces fatigues et ces excès de tout genre, causes si fréquentes des fausses couches et des lésions annexielles. Préoccupées de la possibilité d'une conception précoce, elles en surveilleraient les premiers indices, et éviteraient d'en interrompre le cours par quelque imprudence.

En couvrant trop longtemps d'un voile épais tout ce qui touche aux fonctions de reproduction, les mères ont une grande part de responsabilité dans les graves accidents qui, plus tard, pèsent si lourdement sur la santé de leurs filles !

Il est indispensable que la jeune femme applique

plus minutieusement que jamais les habitudes de propreté qu'on a dû lui inculquer dans son enfance. Elle fera, matin et soir, des lotions à l'eau et au savon. Des onctions superficielles avec de la vaseline à l'oxyde de zinc, des applications de poudre d'amidon, calmeront généralement l'irritation locale.

Les lotions froides sur tout le corps, les frictions sèches ou aromatiques, continueront à faire partie de la toilette quotidienne. Les bains sont également favorables, à condition qu'ils ne soient ni trop chauds, ni trop prolongés. Dans les jours qui précèdent les règles, s'il existait une grossesse encore ignorée, des bains chauds pourraient être la cause d'un avortement.

J.-L. Championnière s'est élevé avec raison contre l'abus des injections, qu'il considère comme un obstacle à la fécondation.

Sans faire de leur pratique une obligation quotidienne, il est bon d'y recourir de temps en temps, dans un but de propreté, une fois par semaine environ, et plus souvent s'il survient des pertes blanches ou des phénomènes de congestion utéro-ovarienne, en dehors des époques menstruelles.

L'usage des antiseptiques n'est pas indispensable : le sublimé, le salol, l'acide phénique, dont on abuse trop facilement, n'ont, en lavages aussi superficiels, qu'une action microbicide très incomplète ; en revanche, ils provoquent presque toujours une vive irritation des muqueuses, et même de la peau.

Le plus souvent, des lotions émollientes, des bains locaux, de simples injections alcalines, suffisent pour remédier à ces accidents modérés que l'on observe dans les premiers temps du mariage. Mais si l'on voyait persister au delà d'une ou deux semaines l'irritation vulvo-vaginale et les pertes blanches, il serait absolument nécessaire de pratiquer l'examen microscopique des sécrétions recueillies sur l'orifice vulvaire, et de renouveler ces recherches plusieurs fois, surtout dans les jours qui suivent les règles. On serait ainsi fixé promptement sur l'origine *banale* ou *gonococcique* de la *leucorrhée*.

Dès le début de la vie conjugale, la prophylaxie cesse d'être individuelle. Au point de vue génital, l'homme et la femme sont placés sous le régime de la communauté, et l'apport de chacun d'eux peut être, pour l'autre, dans certaines conditions, une cause d'infection grave.

Si le chancre mou est rare, la syphilis est plus commune et la blennorragie beaucoup plus fréquente. Or ces deux dernières maladies peuvent exister chez l'un ou l'autre des époux *à son insu*, de là la possibilité de contagions que rien ne ferait soupçonner.

Justement redoutée, la *syphilis* est actuellement l'objet de la préoccupation de toutes les personnes qu'intéressent les questions sanitaires, et il est permis d'espérer que la campagne entreprise depuis quelques années dans divers pays — et particulièrement en France par la Société de Prophylaxie sanitaire et morale — portera ses fruits, en éclairant le public sur les dangers de cette maladie.

La *blennorragie*, au contraire, est loin d'occuper, à l'heure actuelle, dans la pathologie pelvienne, la place prépondérante qu'elle mérite. Sa fréquence, sa bénignité apparente, son faible retentissement sur la santé générale, dans la plupart des cas, l'ont fait considérer pendant trop longtemps comme une maladie sans importance, et si l'on tenait compte de ses formes aiguës, on envisageait, comme négligeables, ses formes chroniques.

Combien de malheureuses femmes ont été, et sont encore victimes de cette hérésie nosologique !

En dehors de ces questions de contagion, le mari devrait être averti du danger réel que présentent pour sa jeune femme les traumatismes dont il a été déjà question. La violence et l'abus des rapports sexuels facilitent les infections de tout genre, aggravent celles qui existent déjà, et sont assez souvent la cause de fausses couches.

Les malformations de l'appareil génital doivent être prises en grande considération à ce point de vue : la brièveté anormale du vagin, l'abaissement de l'utérus, ses déviations, et en particulier la rétroversion, et surtout la rétroflexion, exigent des précautions sans lesquelles la vie conjugale serait impossible pour la femme.

La conformation la plus normale n'exclut pas certains ménagements : les excitations trop fréquentes, trop prolongées, surtout si elles ont un caractère anormal, sont toujours nuisibles. Elles déterminent du côté de l'utérus et des ovaires des phénomènes congestifs, dont la répétition est loin d'être inoffensive, surtout au voisinage des règles. On observe souvent chez les jeunes femmes des *métrorragies* qui ne reconnaissent pas d'autre cause. Il n'est pas douteux que certaines *dystrophies scléreuses de l'utérus et des ovaires* soient provoquées ou aggravées par des hyperémies de ce genre.

Ces congestions répétées entretiennent une sécrétion exagérée des glandes, éminemment favorable aux immigrations microbiennes qui peuvent être le point de départ de *métrites banales.*

En revanche l'*accomplissement normal,* régulier des fonctions génitales, est aussi favorable à la santé générale qu'à la santé locale, et beaucoup de jeunes ménages ont le tort de l'oublier. La *crainte de la maternité* est pour nombre de femmes une source de *complications et de regrets.*

CHAPITRE IV

Hygiène de la ménopause.

I. *Période intermédiaire. préménopausique.* — Pendant la période la plus active de la vie génitale, on peut dire que toute la pathologie utéroannexielle repose sur les *infections post partum et gonococciques*; c'est donc surtout contre l'ennemi du dehors que doit être dirigée la prophylaxie.

A mesure que la femme avance en âge, l'influence des microbes pathogènes joue un rôle moins exclusif, tandis que s'accroît l'importance des *troubles diathésiques* et des phénomènes *dystrophiques* qui en sont la conséquence.

Certes, l'âge ne confère aucune immunité contre les infections qui menacent l'appareil génital, mais les accouchements et les fausses couches deviennent plus rares, et moins fréquentes aussi les diverses causes de contamination.

Dès l'âge de trente ou de trente-cinq ans, on commence à voir apparaître, chez un grand nombre de femmes, des désordres de la circulation, se traduisant surtout par des varices des membres inférieurs, et par la dilatation des veines de la vulve et du vagin. Beaucoup plus communs chez les multipares, ces phénomènes ne sont pas fatalement liés à la maternité, car on les observe chez des femmes qui n'ont jamais eu de grossesse, et même chez des vierges.

Quelques jours avant les règles, ces veines deviennent plus saillantes; elles sont tendues, douloureuses, et en même temps, les femmes éprouvent dans la région lombo-abdominale une sensation de pesanteur de plus en plus accentuée et plus prolongée, qui dégénère quelquefois en une véritable douleur. Ces accidents se reproduisent assez régulièrement, ils augmentent peu à peu d'intensité et de durée.

Si l'on procède à l'examen de l'utérus, dans ces conditions, on constate qu'il participe à ces phénomènes d'éréthisme, il est légèrement augmenté de volume et présente à la vue une coloration rouge ou violacée, indice d'une congestion intense, bien que sa muqueuse ait une apparence à peu près normale, et que ses sécrétions soient modérément exagérées.

Ces poussées congestives, limitées d'abord à l'époque prémenstruelle, se renouvellent bientôt sous l'influence de fatigues, d'excitations locales, et cette congestion, passagère d'abord, deviendra plus fréquente, puis permanente.

Ces crises d'hyperémies ne prennent pas au début un véritable caractère pathologique, elles méritent cependant d'attirer l'attention, car elles constituent la première étape de la *dystrophie scléreuse*, dont les symptômes, chez certaines femmes, ne cesseront pas de s'accroître jusqu'à la ménopause.

Ces phénomènes s'accompagnent souvent de prurit vulvaire, d'herpès récidivant, d'eczéma, etc.

Ces accidents sont l'expression de troubles de la santé générale imputables au *neuro-arthritisme*.

On les évitera surtout par un régime alimentaire sévère, par l'usage des diurétiques et des laxatifs, par un traitement balnéaire et hydrothérapique destiné à stimuler les fonctions de la peau et à favoriser les éliminations par toutes les voies.

II. *Ménopause*. — La tradition a fait de la ménopause une époque dangereuse pour la femme, et on attribue trop facilement à la suppression des fonctions menstruelles tous les désordres qui peuvent survenir dans la santé, et surtout les accidents qui atteignent l'appareil génital.

Il y a là une exagération manifeste : chez les

femmes saines, bien portantes, les règles disparaissent sans qu'il en résulte aucune perturbation grave.

Mais la ménopause coïncide assez souvent avec divers troubles, dont les uns sont liés plus ou moins directement aux modifications de l'appareil utéro-ovarien, tandis que les autres relèvent de prédispositions antérieures, héréditaires ou acquises, ou de circonstances purement accidentelles.

Elle s'établit en général au voisinage de la cinquantaine [1] : c'est l'âge auquel se font principalement sentir les influences diathésiques, où se développent la plupart des affections organiques.

C'est à ce moment qu'apparaît l'artériosclérose, que les affections cardiaques, compensées jusque-là, donnent lieu à des troubles graves et persistants de la circulation; c'est l'âge de la goutte, du diabète, des rhumatismes chroniques, des affections cancéreuses, etc. Or le sexe masculin ne confère aucune immunité contre ces diverses maladies, et l'on pourrait dire, sans exagération, que l'âge critique existe pour les hommes comme pour les femmes.

Cependant il est juste de reconnaître que chez beaucoup de femmes, un certain nombre de manifestations sont incontestablement liées à la suppression des fonctions menstruelles.

---

1. L'âge moyen de la ménopause, en France, serait de quarante-six ans et trois mois, d'après Raciborski (*Menstruation*, Paris, 1868).

Contrairement à la légende, l'appareil génital est peut-être celui qui souffre le moins des transformations dont il est le siège. On observe quelquefois, pendant un temps plus ou moins long, des phénomènes de congestion utéro-ovarienne analogues à ceux qui se sont montrés quelques années avant la ménopause. Ils consistent généralement en des douleurs lombo-abdominales d'intensité variable, d'autant plus persistantes et prolongées que la menstruation se montre plus irrégulière. Il s'agit là de simples poussées congestives, qui peuvent revêtir la forme *sèche* ou *hémorragique*, car l'écoulement sanguin ne fait parfois que paraître pendant quelques heures, tandis qu'à d'autres époques il se produit d'abondantes hémorragies. En dehors de ces troubles assez fréquents de la circulation locale, que l'on peut observer même chez des femmes saines, la ménopause ne crée aucune maladie génitale, et elle exerce plutôt une influence favorable sur les affections préexistantes de l'utérus et des annexes. La suppression des congestions périodiques, l'atrophie progressive des glandes et du parenchyme utérin lui-même, facilitent la guérison des métrites et des salpingo-ovarites, qui étaient le siège de rechutes incessantes. Les fibro-myomes subissent en général une régression très marquée : les tumeurs diminuent de volume, elles se flétrissent, et, sans disparaître complètement, elles ne causent plus qu'une gêne relative.

Quelquefois cependant, la ménopause semble provoquer une recrudescence dans le développement de ces tumeurs, qui subissent une transformation sarcomateuse. Il en est de même de certains kystes ovariques, longtemps stationnaires, et qui prennent au moment de la ménopause un développement rapide, bien qu'on ne puisse pas expliquer d'une manière précise la cause de cette aggravation.

Le cancer de l'utérus n'est pas beaucoup plus fréquent à cette époque de la vie, si l'on fait la part de l'âge.

En somme, les seuls troubles génitaux qui appartiennent bien manifestement à la ménopause sont, d'une part, *des congestions utéro-ovariennes* plus ou moins douloureuses qui peuvent persister plusieurs années, sans s'accompagner d'accidents inflammatoires ou infectieux, et, d'autre part, une forme spéciale d'*endométrite* caractérisée surtout par des métrorragies, sans réaction du côté des annexes.

Mais les modifications qui surviennent dans la sphère génitale provoquent chez beaucoup de femmes des désordres qui portent principalement sur le *système nerveux* et *sur l'appareil circulatoire*.

On n'observe que rarement des troubles de la sensibilité ou de la motilité ; ils résultent le plus souvent d'influences névrosiques antérieures, ou de lésions accidentelles, en rapport avec des altérations vasculaires (hémorragies cérébrales ou méningées, ramollissement, etc.).

Ce sont surtout les *centres psychiques* et le *système nerveux ganglionnaire*, qui sont le siège de réactions importantes. Des vésanies éclatent assez souvent à l'occasion de la ménopause. Elles ne s'observent que chez des personnes prédisposées par l'hérédité : elles consistent en un délire maniaque qui revêt parfois la forme mélancolique, et plus souvent la forme érotique avec phénomènes d'excitation.

Sans aller jusqu'à l'aliénation véritable, motivant l'internement, certaines femmes présentent des aberrations plus ou moins accusées qui les conduisent à des unions grotesques, ou à de singuliers écarts de conduite. Ces désordres s'apaisent au bout de quelques années.

Des accidents névrosiques d'ordre hystérique ou neurasthénique sont plus fréquents. Ce sont tantôt des phénomènes de dyspepsie nervo-motrice avec dilatation gastrique, constipation, entérocolite, coïncidant ou non avec des ptoses viscérales, tantôt des douleurs utérines, ovariennes, des névralgies pelviennes, dont l'intensité n'est nullement en rapport avec les altérations que révèle un examen minutieux. Ces malades, essentiellement nosophobes, hypocondriaques, sont constamment en proie à la tristesse, au découragement, elles s'affaiblissent et se cachectisent quelquefois assez promptement.

C'est surtout dans le domaine du grand sympathique et particulièrement du côté du système nerveux vaso-moteur que se font sentir les perturbations liées à la ménopause.

L'expression la plus habituelle de ces désordres consiste en des bouffées de chaleur qui se font brusquement sentir à la face, donnant lieu à des rougeurs subites, à des sueurs profuses.

Quelquefois, ces phénomènes angio-névrotiques se compliquent de palpitations. Comme l'a dit judicieusement Huchard[1], l'ovaire est une glande hypotensive; la suppression de son fonctionnement accélère les battements du cœur et élève la tension du pouls. A un degré plus accentué, on observe pendant quelques minutes des battements précipités et tumultueux du cœur, qui impressionnent très péniblement les malades. Ces accidents se reproduisent plusieurs fois par jour, soit au moment des repas, soit à la suite d'efforts, de fatigues ou d'émotions; ils se montrent même la nuit, au repos, et sont fréquemment en rapport, dans ce cas, avec des troubles digestifs.

Dans certaines formes excessives, on observe de véritables crises de *tachycardie paroxystique* semblables à celles de la maladie de Basedow : les malades ressentent des battements très violents à la région péricordiale, dans les artères du cou et jusque dans la tête; elles éprouvent une sensation de gonflement à l'épigastre qui s'accompagne de suffocation, de toux sèche, et de sueurs très abondantes.

Dans un cas de ce genre, j'ai pu constater au moment d'une crise de 170 à 180 pulsations, sans troubles oculaires, sans gonflement du corps thyroïde. Quelquefois, ces phénomènes, au lieu

1. Huchard, *Journ. des Praticiens*, mars 1906.

de se présenter par accès intermittents, paroxystiques, affectent la forme continue, avec de légères recrudescences provoquées par la fatigue, les émotions, les troubles digestifs, etc. Clément, de Lyon, a décrit en 1884 une véritable cardiopathie de la ménopause, ayant son point de départ dans ces désordres de l'innervation vaso-motrice.

Huchard[1] a parfaitement indiqué toutes les variétés de ces accidents, depuis la simple tachycardie intermittente avec hypertension modérée, jusqu'à la sclérose artérielle et myocardique, avec ou sans adipose du cœur, qui peut en être la conséquence.

Dans certains cas il s'agit plutôt de l'aggravation d'affections cardiaques préexistantes.

On peut observer des phénomènes analogues du côté du foie et des reins : congestions plus ou moins prolongées, réveillant en quelque sorte des lésions antérieures, ou favorisant un processus de sclérose.

D'autres appareils encore peuvent en souffrir : la suppression de l'hémorragie périodique engendrant une sorte de *pléthore* qui exagère l'influence préexistante du neuro-arthritisme, et provoque le développement de l'obésité, de varices, d'hémorroïdes, de diverses affections cutanées, et en particulier de la couperose du visage.

On éprouve assurément quelque difficulté à préciser le rôle de la ménopause dans la genèse de ces troubles cardio-vasculaires. L'idée de plé-

---

1. Huchard, *Traité clinique des maladies du cœur et des vaisseaux*. Paris, 1893.

thore, dans le sens où l'entendaient les anciens, ne saurait satisfaire l'esprit. Il serait illogique d'attribuer à la rétention du sang des troubles qui peuvent apparaître plusieurs années avant la cessation des règles, et persister pendant que l'écoulement sanguin n'a encore rien perdu de son abondance et de sa régularité. Doit-on invoquer là des phénomènes réflexes analogues à ceux que provoquent quelquefois des tumeurs de l'utérus ou des annexes?

Il semble plus rationnel de rattacher ces accidents à des auto-intoxications d'origine ovarienne, certaines sécrétions internes des glandes génitales n'étant plus éliminées comme elles devraient l'être, par le flux menstruel, ou cessant d'être neutralisées par d'autres produits qui ne sont plus élaborés en quantité suffisante.

Cette théorie trouve sa confirmation dans les bons effets que l'on obtient quelquefois de *l'opothérapie ovarienne (ovarine, ocréine)*, en pareil cas.

Il est à remarquer d'ailleurs que les troubles de la ménopause, souvent très accentués à la suite d'opérations chirurgicales qui suppriment brusquement les ovaires, dont certaines parties pouvaient être encore en pleine activité, sont peu prononcés, ou manquent quelquefois complètement, lorsqu'il s'agit de *ménopause précoce*[1] *spontanée*, en rapport avec un faible fonctionnement de l'appareil génital.

1. A. Siredey, *Note sur quelques cas de ménopause précoce (Bullet. Soc. d'Obstétrique, de l'édiatrie et de Gynécologie*, 1904).

La conclusion logique qui se dégage de tous ces faits, c'est que l'hygiène de la ménopause, comme celle de la puberté, doit viser surtout la *santé générale*.

L'utérus ne réclame, à ce moment, qu'un peu de surveillance : l'apparition d'*hémorragies irrégulières ou prolongées*, de *pertes blanches*, doit tenir en éveil l'attention des malades et celle du médecin. Il ne faut pas se contenter d'invoquer l'influence mystérieuse de la ménopause, et on en devra chercher l'explication dans un examen local minutieux, en même temps que l'on se rendra compte de l'état général.

En dehors des fibro-myomes, des affections épithéliomateuses, que révélera une exploration attentive des organes génitaux, on constatera parfois des métrites polypeuses ou villeuses qui réclameront un traitement énergique.

Traitement des accidents de la ménopause. — Le plus souvent il s'agit de petites poussées de vaginite, de métrite cervicale, occasionnées par les microbes vulgaires du vagin, et qui sont en rapport avec des soins locaux insuffisants, ou avec des injections irritantes : de simples irrigations à l'eau salée (7/1000) ou à l'aide d'une solution alcaline, en auront promptement raison (liq. de Labarraque, 1 cuillère à soupe par litre, ou borate de soude, 10 gr. par litre).

On combattra les tendances congestives, les influences diathésiques de tout genre; il n'est pas rare de voir ces métrites coïncider avec de l'eczéma des grandes lèvres ou des éruptions d'herpès imputables à des troubles de la santé générale.

Les arthritiques devront suivre un régime alimentaire sévère basé sur la suppression des mets épicés, des viandes faisandées et marinées, des fromages forts, des poissons de mer, coquillages (qu'il est difficile de se procurer frais en dehors des pays de pêche). On interdira les boissons alcooliques, l'abus du café et du thé plus répandu qu'on ne le croit, et, en un mot, tout ce qui peut prédisposer aux congestions viscérales.

Il est très important de surveiller les évacuations intestinales, trop souvent incomplètes, ainsi qu'en témoignent des débâcles intermittentes, et on ne craindra pas d'user des lavements et des laxatifs autant qu'ils seront nécessaires.

On stimulera la diurèse par l'usage d'eaux comme celles d'Evian, d'Alet, de Vittel, etc., et, s'il le faut, on pourra de temps à autre prescrire des diurétiques : 0,40 centigrammes ou 0,50 centigrammes de théobromine, que l'on associera à 0,20 ou 0,25 centigrammes de benzoate de lithine, et que l'on fera prendre le matin, à jeun, en même temps qu'un verre d'eau d'Évian ou de Vittel (Grande Source).

Les frictions sèches ou aromatiques quotidiennes seront conseillées pour stimuler les fonctions de la peau ; on y pourra joindre, avantageusement, chez les obèses, des massages et des exercices de gymnastique suédoise, destinés à régulariser la circulation, et, chez les nerveuses, l'hydrothérapie froide ou chaude selon les circonstances.

Souvent une saison d'eaux sera très utile pour activer les éliminations et maintenir l'organisme en parfait équilibre. Le choix de la station variera selon les circonstances : Vichy, Pougues, Royat, conviendront particulièrement aux arthritiques; Châtel-Guyon, Brides, aux personnes constipées, aux obèses et à celles dont le foie fonctionne mal; Bagnoles de l'Orne aux femmes atteintes de varices douloureuses; Évian, Vittel, produiront d'excellents effets quand il s'agira de troubles angionévrotiques avec tendance à l'hypertension.

On réservera les stations salines, Salies de Béarn, la Mouillère, Biarritz, Salins pour les femmes atteintes de corps fibreux, et surtout pour celles qui conservent des reliquats de vieilles lésions annexielles. Saint-Sauveur, Barèges, Bagnères-de-Bigorre, Saint-Gervais, seront recommandés surtout aux nerveuses affaiblies; Bourbon-l'Archambault, Bourbonne-les-Bains, Luxeuil, Néris, Plombières, sont les stations de choix pour les arthritiques endolories, présentant des fluxions articulaires ou des névralgies.

PÉRIODE POSTMÉNOPAUSIQUE. — Quelques années après la ménopause, lorsque le calme est complètement rétabli dans l'appareil génital, ses maladies deviennent de plus en plus rares.

On peut observer, accidentellement, une infection blennorragique, mais, le plus souvent, il s'agit de vaginite banale, avec métrite cervicale légère, et qui s'accompagne de vulvite. La rougeur des muqueuses, leurs sécrétions abondantes, feraient facilement confondre cette affection avec une blennorragie. Elle ne peut en être distinguée avec certitude que par l'examen bactériologique. Les écoulements présentant, dans la plupart des cas, une réaction franchement acide, il y a lieu de prescrire, d'emblée des injections alcalines (borate de soude avec tanin, ou liq. de Labarraque).

On s'illusionne trop souvent sur la tolérance de la peau et des muqueuses chez les personnes âgées. Les injections acides renfermant des substances antiseptiques irritantes, de même que celles qui sont faites avec de l'eau trop chaude, sont généralement mal supportées : elles augmentent l'inflammation locale, et provoquent, secondairement, de nouvelles infections qui prolongent la durée de la maladie.

Les métrorragies qui surviennent après la ménopause sont généralement de fâcheux augure ; lorsqu'elles ne sont pas expliquées par des troubles de la circulation générale, ou par quelque maladie intercurrente du foie, des reins, elles sont presque toujours causées par un épithélioma du col et surtout du corps utérin, dont la marche lente rend parfois le diagnostic difficile.

CHAPITRE V

Troubles de la menstruation.

Depuis la puberté jusqu'à la ménopause, la menstruation présente divers troubles d'importance très variable, dont la connaissance est indispensable au médecin, car s'ils ne constituent pas de véritables maladies, ils sont liés à des désordres de la santé générale ou à un mauvais fonctionnement de l'appareil génital qu'il importe de modifier par des soins appropriés.

La menstruation peut faire défaut, être retardée ou irrégulière, arrêtée (*rétention du flux mens-truel*), momentanément ou définitivement sup-primée (*aménorrhée*); elle présente quelquefois une abondance et une durée excessives (*ménor-ragies*); enfin elle est l'occasion de douleurs anormales (*dysménorrhée*).

I. **Rétention du flux menstruel.** — La *rétention menstruelle* n'est signalée ici que parce qu'il importe de la distinguer de l'*aménorrhée* propre-ment dite. A tous ses degrés, elle est justiciable de la chirurgie. Elle est causée par un obstacle à l'écoulement du sang qui vient de l'utérus : *sté-nose ou atrésie du col utérin, sténose ou absence du vagin, imperforation de l'hymen* ou *cicatrice vicieuse* consécutive à une ulcération de la vulve.

Qu'il s'agisse de malformations congénitales ou de lésions acquises, leurs conséquences ne varient guère : elles consistent dans l'accumula-tion du sang en amont de l'obstacle. Il en résulte une *hématométrie*, un *hématocolpos*, ou une combi-naison de ces deux lésions selon que l'obstacle siégera au col, à la partie supérieure du vagin, ou bien à la vulve et sur la portion inférieure du vagin.

La différence fondamentale qui existe entre la rétention menstruelle et l'aménorrhée, c'est que, dans le premier cas, la fluxion menstruelle a lieu, mais le sang et les sécrétions qui l'accompagnent ne trouvent pas d'issue au dehors, tandis que, dans le second cas, il ne se produit pas d'écoulement sanguin.

Outre les symptômes habituels de la menstruation, la rétention s'accompagne des signes d'une tumeur pelvienne occasionnée par la distension de l'utérus, ou du vagin, selon le siège de l'obstruction.

Son traitement est exclusivement chirurgical et varie, naturellement, selon les circonstances.

II. *Retard de la puberté.* — Il n'est pas rare d'observer au début de la menstruation certaines anomalies ou irrégularités, auxquelles il serait excessif d'attacher un caractère pathologique.

Bien que la jeune fille ait atteint quatorze ou quinze ans, et qu'elle ait présenté à diverses reprises les phénomènes précurseurs des règles, il ne se produit aucun écoulement de sang; cette situation peut persister pendant plusieurs mois, et même pendant deux ou trois ans, au grand émoi des familles.

Quelquefois, le flux menstruel a paru deux ou trois mois de suite à des intervalles réguliers, puis il disparaît pendant quelques mois, et se rétablit, pour revenir, tantôt avec une périodicité parfaite, tantôt avec des allures capricieuses, sans aucun souci des lois physiologiques.

Lorsque ces désordres coïncident avec une santé générale satisfaisante et ne s'accompagnent d'aucun trouble grave du côté du bassin, il n'y a pas lieu de s'en émouvoir.

S'il y a, même sous nos climats, des menstruations précoces, dès la onzième, la dixième et même la neuvième année, il en est de tardives, qui attendent seize ou dix-sept ans, sans qu'on puisse en déduire aucune indication précise pour la santé générale. Cependant le *retard de la puberté* implique souvent quelques réserves au point de vue de la fécondité, sans qu'on puisse le considérer comme une cause formelle de stérilité.

Les simples irrégularités des règles, surtout pendant les premières années de leur apparition, n'ont pas beaucoup d'importance, quand elles ne s'accompagnent ni de douleurs, ni de malaises généraux. Elles montrent que la fonction est encore hésitante, mal assurée, mais il ne saurait en résulter aucune conséquence grave : ces erreurs chronologiques s'atténuent presque toujours spontanément.

III. *Aménorrhée.* — L'aménorrhée est *primitive* si les règles n'ont jamais existé; elle peut devenir permanente.

Elle est *secondaire* s'il s'agit de leur *suppression transitoire ou définitive.*

Aménorrhée primitive. — L'*aménorrhée primitive* est presque toujours liée à des malformations de l'utérus et des ovaires. On peut observer toutes les formes intermédiaires, depuis l'absence totale de ces organes, jusqu'à leur développement incomplet mais peu éloigné de l'état normal.

L'utérus conserve, dans ces cas, l'aspect *infantile, prépubère*; du côté des ovaires il existe le plus souvent des *lésions scléreuses* ou *sclérokysti- ques* avec atrophie très prononcée de l'élément glandulaire.

Cependant, on a vu survenir, chez des femmes qui n'avaient jamais été réglées, des grossesses évoluant normalement, qui attestaient l'intégrité de leurs organes génitaux.

AMÉNORRHÉE PHYSIOLOGIQUE DE LA GROSSESSE. — On prend souvent pour une aménorrhée la suppression normale des règles qui caractérise la grossesse, et cette erreur a de graves conséquences, car elle conduit le médecin à des explorations dangereuses pour la malade et pour lui-même.

En principe, on ne doit jamais oublier que *chez toute femme qui a été menstruée, la cause la plus habituelle de la disparition des règles est la grossesse.* Aussi, en pareil cas, le médecin ne tiendra compte ni de l'âge, ni des conditions sociales, ni des renseignements qui lui sont donnés. Il surveillera *attentivement* et *discrètement* l'abdomen, les seins, de manière à y surprendre les premiers indices qui seraient de nature à l'éclairer.

AMÉNORRHÉE SECONDAIRE. — Elle est beaucoup plus fréquente, et habituellement causée par des troubles de la santé générale; plus rarement elle est en rapport avec des altérations de l'utérus ou des annexes.

Aménorrhée de cause générale. — La disparition momentanée ou permanente des règles s'observe dans la plupart des maladies chroniques, surtout lorsqu'elles entraînent l'épuisement : elle survient presque constamment dans les périodes avancées de la tuberculose et du cancer; elle est également très fréquente au cours du mal de Bright, du diabète, des formes chroniques de l'infection paludéenne, de l'intoxication alcoolique ou morphinique, etc. Chez les cardiaques, les ménorragies alternent quelquefois avec l'aménorrhée, et celle-ci persiste de plus en plus, à mesure que la maladie s'achemine vers la cachexie.

La chlorose, les anémies et en particulier celles que l'on observe au cours de certaines dyspepsies, s'accompagnent souvent d'aménorrhée.

Il en est de même de la convalescence de quelques maladies aiguës graves, telles que la fièvre typhoïde, la variole, etc. Définitive dans la tuberculose, le cancer, et la plupart des cachexies chroniques, la suppression des règles est plus ou moins prolongée, mais transitoire, dans les autres maladies. La fonction menstruelle se rétablit après le retour à la santé.

Dans la plupart de ces cas, l'aménorrhée semble bien en rapport ave l'affaiblissement de l'organisme, *l'appauvrissement du sang*, suivant une expression populaire assez juste.

Cependant elle se produit parfois sous l'influence de causes diamétralement opposées, chez des femmes sanguines, obèses, neuro-arthritiques. Il est probable que, malgré l'absence de symptômes locaux bien nets, il existe chez elles des lésions dégénératives des ovaires et de l'utérus, consécutives à des varices des plexus utéro-ovariens.

Enfin, la suppression des règles peut résulter de simples troubles nerveux, comme cela se voit dans les *fausses grossesses* par exemple. Il semble que ce phénomène soit le résultat d'une auto-suggestion inconsciente, chez des femmes hantées par le désir intense, ou par la crainte excessive d'une grossesse.

Envisagée en elle-même, l'aménorrhée n'a pas d'importance véritable; souvent elle ne donne lieu à aucun accident. Quelquefois on voit apparaître, à des dates qui correspondaient aux époques menstruelles, des phénomènes rappelant le molimen congestif habituel. Chez certaines personnes nerveuses, on peut observer les troubles moteurs, sensitifs ou sensoriels de l'hystérie, des hémorragies supplémentaires par diverses voies (épistaxis, hémoptysies, hématémèses, hémorragies par l'intestin, par l'oreille, par la peau, etc.); des sécrétions complémentaires (diarrhée abondante, écoulement de lait par les seins, etc.), ou des éruptions périodiques d'urticaire, d'eczéma, etc.

Aménorrhée de cause locale. — Elle s'observe surtout dans les phases avancées des scléroses utérines et ovariennes. Au début, les hémorragies sont fréquentes, mais plus tard les pertes de sang diminuent et disparaissent.

Quelquefois l'aménorrhée est en rapport avec des suppurations pelviennes, des tumeurs kystiques ou cancéreuses des ovaires, et même avec de vieilles salpingo-ovarites. Enfin elle peut résulter de l'exérèse des trompes et des ovaires.

En réalité, les lésions annexielles donnent lieu

beaucoup plus souvent à des métrorragies qu'à l'aménorrhée.

Ménopause précoce. — On confond généralement avec l'aménorrhée secondaire la suppression prématurée des règles causée par une *ménopause précoce*.

Certaines femmes, jusque-là bien réglées, cessent complètement de l'être, dès l'âge de trente-six, trente-cinq ans, c'est-à-dire dix ans avant la date habituelle, ou même beaucoup plus tôt encore, puisqu'on a observé des cas dans lesquels la menstruation avait disparu à vingt-cinq et même à vingt trois ou vingt-deux ans.

Pendant plusieurs mois, il se produit à l'époque des règles quelques sensations de pesanteur lombo-abdominale et pelvienne, des bouffées de chaleur à la face, des sueurs profuses, puis ces phénomènes, d'ailleurs peu prononcés, diminuent pour disparaître bientôt totalement.

L'exploration génitale permet de constater chez ces femmes une régression utérine analogue à celle qui caractérise ordinairement la ménopause à un âge plus avancé, c'est-à-dire une atrophie marquée du col, qui s'accentue progressivement et gagne bientôt le corps utérin.

Les faits de ce genre ont été indûment confondus avec ceux qu'ont décrits les Allemands, sous le nom de *superinvolution* de l'utérus, et qui se rencontrent chez des femmes ayant eu coup sur coup plusieurs accouchements, des allaitements prolongés, ou une persistance insolite de la sécrétion lactée après le sevrage.

Il est vraisemblable que la *ménopause précoce* se produit sous l'influence d'une véritable *insuffisance ovulaire* [1]. La plupart des femmes qui présentent ce phénomène ont été réglées tard; elles sont presque toutes stériles ou très peu fécondes, et la ménopause, bien que prématurée [2], s'établit chez elles sans secousse, sans malaise important.

SUPPRESSION DES RÈGLES AU COURS DE LEUR APPARITION. — A côté de l'aménorrhée, il est utile de signaler un accident qui se présente de temps à autre : l'arrêt brusque des règles, à la suite d'un refroidissement ou d'une violente émotion. Ce phénomène cause toujours de très vives appréhensions qui sont rarement justifiées. Quand il s'agit d'une personne bien portante, indemne de toute tare génitale antérieure, il n'en résulte, dans l'immense majorité des cas, aucune conséquence fâcheuse. On voit apparaître quelquefois du ballonnement de l'abdomen, des douleurs vagues, sans localisation précise, et même des nausées, mais la température, le pouls, restent normaux, et la physionomie de la malade ne cesse pas d'être rassurante. Il est d'ailleurs facile de se rendre compte que les malaises se sont montrés, non pas au moment même de la suppression du flux menstruel, mais plus tard, et souvent sous l'influence suggestive des inquiétudes manifestées par l'entourage.

---

1. A. Siredey, *Note sur quelques cas de ménopause précoce*, *Société d'Obstét., de Gynécol. et de Pédiat.*, déc. 1903.

2. Mme Darcanne-Mouroux, *Étude sur la ménopause précoce*, th. Paris, 1904.

Le plus habituellement, les règles reparaissent le lendemain, ou à l'époque suivante, sans que la santé générale en souffre.

Lorsque des complications surviennent dans ces circonstances, il s'agit presque toujours du réveil de lésions anciennes.

TRAITEMENT. — Envisagés au point de vue du traitement, tous ces désordres, depuis les simples *irrégularités menstruelles* jusqu'à l'*aménorrhée complète*, comportent, à quelques nuances près, les mêmes indications, car elles témoignent, à des degrés différents, d'un fonctionnement défectueux de l'appareil génital.

Comme nous n'avons aucun moyen qui nous permette d'agir directement sur les ovaires et sur l'utérus, le traitement doit s'adresser surtout à l'état général.

Si la menstruation est incomplète, capricieuse, si elle retarde, il faut chercher à tonifier les jeunes filles et à stimuler leur organisme languissant.

Aux anémiques, à tendances lymphatiques, on conseillera le séjour au bord de la mer, les bains de mer, les cures salines. On leur donnera de temps en temps des préparations ferrugineuses, en surveillant les fonctions gastriques et intestinales ; chez les neuro-arthritiques, on remplacera le fer par l'arsenic, les stations salines et la mer par les montagnes.

L'ovarine, les extraits d'ovaire ou de corps jaune (ocréine), ont été conseillés par un certain nombre d'auteurs ; il n'y a pas d'inconvénient à en faire l'essai pour les unes comme pour les autres. On prendra, chaque jour, de 2 à 3 capsules de l'un ou de l'autre de ces médicaments (1 à chaque repas), surtout dans les dix jours qui précéderont le moment où quelques douleurs lombo-abdominales semblent indiquer un processus congestif.

Il sera bon d'insister sur la vie au grand air, la marche, l'équitation, etc., sur l'usage quotidien des lotions froides, des frictions aromatiques étendues à tout le corps, et sur l'hydrothérapie. Des douches froides, avec percussion dirigée sur les reins, sur le bassin et sur les cuisses, produisent, à ce point de vue, les meilleurs effets.

Ces divers moyens suffisent généralement pour régulariser la menstruation, ou pour provoquer son apparition lorsqu'elle se fait trop attendre.

Si l'on n'obtient pas le succès désiré, on conseillera des massages généraux, accompagnés de gymnastique suédoise, basée principalement sur la pratique des mouvements congestionnants.

Si l'aménorrhée persiste malgré tout, bien que la jeune fille avance en âge, on pourra, sur la demande des parents, procéder à l'exploration des organes génitaux, afin de s'assurer, s'il n'existe aucune anomalie. Cet examen s'imposerait absolument s'il était question de la marier.

On constate habituellement la présence d'un petit utérus ayant l'apparence infantile. On cherchera, soit par le toucher vaginal, soit par le toucher rectal, à se rendre compte de l'état des ovaires. S'il n'existe ni tumeur, ni foyer inflammatoire, on conseillera le massage de l'utérus, combiné à des exercices de gymnastique appropriés. Ces manœuvres seraient, bien entendu, parfaitement inutiles si l'on constatait l'absence de l'utérus.

Au bout de quelques semaines, quelques mois au plus, on sera fixé sur l'efficacité de ces procédés. Quand la circulation utérine est stimulée par le massage, on voit l'organe augmenter peu à peu de volume, et se rapprocher des dimensions normales. Si les conditions locales restent les mêmes après un traitement prolongé, il sera inutile d'insister davantage.

Cette thérapeutique convient aussi bien aux cas d'aménorrhée primitive, persistante, qu'aux aménorrhées temporaires qui coïncident avec une santé générale satisfaisante, alors même que cette suppression prématurée des règles ferait soupçonner une ménopause précoce. Elle est contre-indiquée quand il s'agit de l'aménorrhée secondaire, au cours d'une maladie grave. Ici l'arrêt des fonctions menstruelles est la conséquence de la cachexie et, loin d'être une complication, elle est plutôt favorable, puisqu'elle épargne aux malades une spoliation qui accroîtrait leur faiblesse.

On doit soigner la maladie générale selon les indications qu'elle réclame, et il vaut mieux ne pas s'occuper de la suppression des règles, qui n'est dans l'espèce qu'un incident sans importance.

Dans la convalescence des maladies aiguës,

l'aménorrhée doit rester également au second plan. Il importe de placer les malades dans les meilleures conditions pour qu'elles recouvrent leurs forces et leur activité, et on ne s'intéressera que beaucoup plus tard à la suppression des règles si elle persiste, alors que le retour à la santé semblera complet : l'hydrothérapie, la gymnastique et les massages généraux achèveront la guérison.

IV. *Ménorragies*. — La quantité de sang qui s'écoule à chaque menstruation est extrêmement variable. On peut observer chez la même femme des différences très marquées, d'une époque à l'autre, sans que ces écarts aient une réelle importance.

Quelquefois cependant, par leur abondance excessive ou par leur durée insolite, les règles prennent un caractère franchement *hémorragique*, qui mérite d'attirer l'attention.

En général, ces ménorragies sont symptomatiques de lésions utérines ou annexielles. Les *corps fibreux* de l'utérus sont la cause la plus fréquente de ces accidents; dans aucune autre circonstance les ménorragies ne se montrent avec une aussi parfaite régularité, et avec une tendance aussi marquée à s'accroître progressivement. Elles surviennent longtemps avant que les fibro-myomes soient perceptibles à l'examen direct, de sorte que ces pertes de sang sont souvent considérées, au début, comme *idiopathiques*.

On les observe aussi dans la *métrite parenchymateuse (sclérose hypertrophique)*, où elles conservent leur régularité, et dans certaines variétés de *métrite chronique*, où le bourgeonnement de la muqueuse épaissie donne lieu à la production de *villosités* ou de *polypes* (métrites fongueuses, villeuses, polypeuses); elles dégénèrent alors en *métrorragies*.

Les *affections des annexes* (salpingo-ovarites), la *dégénérescence scléro-kystique des ovaires*, s'accompagnent souvent de ménorragies, mais ici, comme dans les métrites polypeuses, l'écoulement de sang a une tendance plus marquée à être à peu près continu, avec des recrudescences périodiques.

Les ménorragies indépendantes des altérations génitales reconnaissent pour causes divers troubles de la santé générale. Elles surviennent au cours des *maladies du foie*[1] : *congestions hépatiques, cirrhoses, lithiase biliaire, des affections des reins*, avec ou sans albuminurie. Plus souvent elles sont liées à quelque *lésion cardiaque* ignorée, à *un rétrécissement mitral*[2], par exemple, et dans ce cas elles présentent habituellement plus de régularité que chez les hépatiques ou les rénales.

La *chloro-anémie* se complique quelquefois d'accidents analogues, mais elle entraîne beaucoup plus souvent l'aménorrhée.

Enfin, certaines ménorrhagies apparaissent sans cause déterminante appréciable, à diverses

---

1. P. Dalché, *Métrorragies dans les maladies du foie* (*Bull. Soc. Méd. des hôpitaux*, 1897).

2. Landouzy, *Leçons cliniques faites à la Charité* (1884-1886), et Mlle Marshall, th. de Paris.

périodes de l'activité génitale, mais surtout au début de la puberté et à l'approche de la ménopause.

Chez quelques jeunes filles [1], neuro-arthritiques, la menstruation prend d'emblée le caractère *ménorragique*, et ce phénomène se reproduit à chaque époque, tendant plutôt à augmenter, bien qu'on n'en trouve l'explication dans aucun trouble apparent de la santé générale.

Les familles s'en préoccupent d'autant moins que souvent la mère ou les sœurs présentent la même particularité. Les pertes s'aggravent fréquemment par l'abus des toniques et des ferrugineux, qu'on prodigue à ces jeunes filles sous prétexte de combattre leur anémie; il en résulte quelquefois de graves symptômes d'épuisement.

Au cours de la vie conjugale des ménorragies surviennent chez des neuro-arthritiques sous l'influence de congestion utérine provoquée par la fatigue, ou par des écarts de régime.

Enfin, au moment de la ménopause, les dernières menstruations prennent quelquefois spontanément des allures ménorragiques, sans cause déterminante appréciable.

Traitement. — La première mesure qui s'impose en présence de ces pertes de sang, c'est d'exiger le repos absolu au lit, non pas seulement à l'heure où les accidents prennent une intensité exceptionnelle, mais dès l'apparition de l'époque

1. A. Siredey, *Les ménorragies essentielles des jeunes filles* (*Journal des Praticiens*, 1899).

menstruelle, et pendant toute sa durée. Le repos sera prescrit également au point de vue préventif, dès le début des époques suivantes, et cela, plusieurs mois de suite. Ce traitement suffit, en général, pour les *ménorragies essentielles* des jeunes filles. Chez les femmes adultes, le repos sera accompagné de grandes injections chaudes (48°-50°), renouvelées trois ou quatre fois dans les vingt-quatre heures, dès le troisième jour des règles.

Si les pertes sont trop abondantes ou trop prolongées, on pourra recourir à diverses médications[1] dès le troisième jour des règles : injections hypodermiques d'ergotine ou d'ergotinine ; hamamelis et hydrastis, par la voie gastrique ou en lavement, comprimés de Kho-sam (de 4 à 6 par jour), etc.

---

1. On peut employer les formules suivantes :

A. Seigle ergoté finement pulvérisé, 0,10 centigr. ⎱ pour un
    Bromure de potassium, 0,50 — ⎰ cachet.

En donner un au commencement de chaque repas pendant les 5 jours qui précèdent l'époque présumée des règles.

B. Extrait fluide d'hamamelis.......... 15 grammes.

En prendre vingt gouttes sur un morceau de sucre, au commencement des 2 principaux repas, dès le 3e jour des règles.

C. Ou bien vingt-cinq gouttes d'extrait fluide d'hamamelis dans un lavement d'un verre de décoction très chaude de graines de lin, avec vingt-cinq gouttes de laudanum matin et soir (lavement à garder).

D. Teinture d'hydrastis canadensis........ ⎱
    — d'hamamelis virginica......... ⎰ $\bar{a}\bar{a}$ 10 gr.
    — de viburnum prunifolium..... ⎰

En donner, dans un peu d'eau sucrée, ou sur un morceau de sucre, de quinze à vingt gouttes à chacun des 3 repas.

Il est bon, dans certains cas, de prescrire ces médicaments, quelques jours avant l'époque menstruelle, et au cours de l'hémorragie.

On s'efforcera d'ailleurs, chez toutes les femmes ayant ces tendances ménorragiques, de supprimer les diverses causes de fatigue et d'excitation qui, à la veille des règles, peuvent exagérer l'hyperémie utéro-ovarienne.

On combattra la diathèse arthritique par un régime alimentaire sévère, basé sur la suppression de tous les mets qui excitent la circulation, et de ceux qui accumulent des toxines dans l'organisme.

Dans ce but, on devra faire une part plus large aux légumes qu'à la viande; on aura soin de surveiller et d'assurer la liberté du ventre.

Et surtout on interdira l'usage des vins et élixirs toniques, des préparations ferrugineuses, etc..., qui augmentent sensiblement les phénomènes congestifs.

Enfin on conseillera l'hydrothérapie froide, dans l'intervalle des règles, les frictions sèches ou aromatiques, et tous les moyens propres à régulariser la circulation. Le massage général et même local pourra être essayé contre les formes rebelles.

V. *Dysménorrhée.* — L'apparition du flux menstruel provoque, chez la plupart des femmes, certains malaises, et même de véritables douleurs dans les reins et dans la partie inférieure de l'abdomen. Ces troubles sont quelquefois assez accentués pour constituer un état pathologique, incompatible avec l'activité habituelle, et exigeant des soins spéciaux.

On a décrit divers types de *dysménorrhée*, suivant que la difficulté de la menstruation paraît avoir son origine dans l'ovaire ou dans l'utérus. En réalité, cette distinction n'est pas très facile à préciser, les malformations et les altérations des ovaires coïncidant fréquemment avec des déviations ou des lésions dystrophiques de l'utérus. De plus, l'état général des femmes, les désordres qui surviennent dans le système nerveux et dans l'appareil circulatoire, ont un retentissement très accentué sur les fonctions menstruelles et réciproquement. Ces réserves faites, on peut envisager deux formes classiques de *dysménorrhée*.

DYSMÉNORRHÉE OVARIENNE OU DE SÉCRÉTION. — Elle est caractérisée surtout par *l'apparition précoce de la crise douloureuse* en rapport avec la phase *ovarienne* de la menstruation, c'est-à-dire avec la déhiscence du follicule de Graaf; elle précède presque toujours de quelques heures, et même d'un ou de deux jours, l'écoulement sanguin. Elle consiste en des douleurs lombo-abdominales très accentuées, accompagnées de localisations, dans les fosses iliaques, qui correspondent aux régions ovariennes. A ces douleurs s'ajoutent des troubles variés : céphalalgie, nausées, vomissements, quelquefois migraine franche, plus rarement phénomènes nerveux multiformes (manifestations hystériques, convulsives ou autres, etc.). Puis le sang paraît peu à peu, lentement, et la crise s'apaise progressivement, mais elle peut persister encore un ou deux jours avec l'écoulement sanguin.

Ces accidents sont presque toujours liés à des altérations ovariennes (*développement incomplet, sclérose atrophique, dégénérescence scléro-kystique,* avec ou sans varicocèle pelvien).

DYSMÉNORRHÉE UTÉRINE OU D'EXCRÉTION. — Elle résulte le plus souvent de *sténose congénitale* ou *acquise* du col utérin (*étroitesse originelle du col,* qu'exagère la tuméfaction de la muqueuse au moment des règles, *rétrécissement cicatriciel* d'origine accidentelle ou thérapeutique, etc.). La *flexion de l'utérus,* en avant ou en arrière, ajoute encore un obstacle, par la déformation qu'elle imprime au canal cervico-utérin déjà trop étroit.

Le sang qui suinte de la muqueuse utérine, ne pouvant s'écouler librement au dehors, s'accumule dans la cavité du corps utérin, s'y coagule souvent, et n'en est expulsé que par un véritable accouchement, à l'aide de contractions violentes et douloureuses.

Si l'ovulation se fait normalement, les prodromes des règles conservent leurs caractères habituels, et c'est seulement quand le sang fait irruption dans la cavité utérine que la crise éclate; elle est plus soudaine, et d'emblée plus violente que dans la forme précédente. Elle se manifeste par des douleurs utérines assez analogues à celles de l'accouchement, se faisant sentir surtout à l'hypogastre; elle s'accompagne d'irradiations vers les lombes, au périnée, à la partie supérieure des cuisses, et parfois de ténesme vésical ou rectal.

Après quelques heures de souffrance, la malade expulse un caillot de volume variable, le sang s'écoule régulièrement, et la crise cesse.

Dans d'autres cas, sans sténose utérine, sans lésions appréciables des ovaires, la dysménorrhée se manifeste à l'occasion d'une *hyperémie intense* de tout l'appareil génital, et en particulier du parenchyme utérin. C'est ce qu'on observe surtout chez des *neuro-arthritiques*, dont l'utérus est habituellement congestionné et a une tendance marquée à l'*hypertrophie scléreuse*. Les règles viennent mal, le sang s'écoule lentement, incomplètement, persistant en très petite quantité pendant un temps plus long que de coutume. Des accidents du même genre sont liés fréquemment à l'existence de *corps fibreux* dont ils sont un des premiers symptômes; ils s'accompagnent alors de ménorragies.

DYSMÉNORRHÉE NERVEUSE. — A côté de ces dysménorrhées dues à des causes locales, certains auteurs ont décrit sous le nom de *dysménorrhée nerveuse* les accidents multiples auxquels donnent lieu, chez quelques femmes, les réactions à distance provoquées par le processus cataménial : *migraines, vomissements, douleurs au niveau de diverses ptoses viscérales*, etc.; tous ces phénomènes peuvent s'observer d'ailleurs sans que les fonctions menstruelles soient plus difficiles et plus pénibles qu'à l'état normal.

DYSMÉNORRHÉE MEMBRANEUSE. — En dehors de ces formes, tous les auteurs décrivent une autre variété, que l'on observe tantôt isolément, tantôt associée aux précédentes. Elle est constituée par *l'exfoliation* et *l'élimination* de la *muqueuse utérine* à chaque époque menstruelle.

On connaît mal ses causes et ses origines ; elle se rencontre généralement chez des femmes très nerveuses et coïncide assez fréquemment avec l'entéro-colite et diverses ptoses viscérales, bien qu'elle puisse exister en dehors de ces complications.

Le Professeur Pozzi la considère comme étant due à une *endométrite exfoliante*, qui ne serait que l'exagération des phénomènes que provoque la menstruation chez un grand nombre de femmes au cours des maladies de l'utérus et des annexes.

En réalité deux particularités caractérisent cette singulière affection : l'*hypertrophie* de la *muqueuse utérine*, et son *expulsion* au milieu d'un cortège assez bruyant de symptômes variés et pénibles.

La crise commence avec les premiers prodromes de l'hyperémie menstruelle : les douleurs sont assez diffuses, elles se font sentir dans les reins et à l'hypogastre. Elles s'accompagnent de vomissements, de sueurs profuses, de crises nerveuses, et provoquent parfois une recrudescence des symptômes dus à l'entéro-colite et aux ptoses. Puis la masse membraneuse s'élimine, la douleur persiste encore pendant quelques jours, bien que le sang s'écoule régulièrement et sans difficulté.

Cette variété de dysménorrhée que compliquent fréquemment des irrégularités menstruelles, avec retards très prolongés, est parfois difficile à distinguer d'une fausse couche précoce.

Dans certains cas la muqueuse est expulsée en masse, elle conserve une forme globuleuse due aux caillots fibrineux qui remplissent la cavité utérine, et on est obligé de recourir à un examen microscopique pour en reconnaître les éléments.

Ces accidents surviennent à l'occasion d'une métrite, à la suite d'un accouchement ou d'une fausse couche; on peut les voir débuter dès la puberté, sans aucune altération antérieure de l'appareil génital. Ils persistent très longtemps, et ne disparaissent quelquefois qu'avec la ménopause.

Un grand nombre de femmes qui en sont atteintes demeurent stériles. D'autres ont mené des grossesses à terme, et tantôt la dysménorrhée a été supprimée ou atténuée, tantôt elle a reparu comme avant.

Traitement. — En présence d'une crise de dysménorrhée, quelle qu'en soit la cause, la première indication est de calmer les douleurs.

Il faut obliger la malade à garder le repos au lit avec des pansements humides chauds sur le ventre. On fera précéder ces pansements d'onctions avec des liniments opiacés et chloroformés.

On donnera toutes les deux ou trois heures des boissons chaudes : infusions d'armoise, de mélisse, de tilleul, auxquelles on ajoutera de 10 à 12 gouttes d'extrait fluide de séneçon, ou bien des préparations d'apiol. La rue, la sabine, l'aloès, vantés par les anciens auteurs, agissent trop vivement sur l'intestin pour qu'on en puisse conseiller l'emploi.

L'action de ces emménagogues associée au

repos et aux applications chaudes, est quelquefois suffisante dans les cas bénins, mais, le plus souvent, on est obligé de recourir à des calmants tels que l'opium, la belladone, le chloral, l'antipyrine, etc. On évitera autant que possible les injections de morphine, à cause de l'accoutumance qu'elles créent si facilement, surtout lorsqu'il s'agit de crises périodiquement récidivantes.

On prescrira, dès le début des accidents, un lavement d'un verre de décoction épaisse et chaude de graines de lin, dans laquelle on fera dissoudre un paquet de 0,50 à 0,75 centigrammes d'antipyrine, puis on y ajoutera de vingt-cinq à quarante gouttes de ce mélange :

> Teinture de belladone......... 2 grammes.
> Laudanum de Sydenham...... 10   —

et on renouvellera, s'il le faut, deux heures plus tard.

Cette préparation pourra être remplacée par la suivante :

> Laudanum de Sydenham....... XL gouttes.
> Hydrate de chloral..... .... 2 gr. 50
> Eau distillée................. 120 gr.

qu'on mélangera à une quantité égale d'eau bouillante, pour un lavement à garder.

Ou bien encore, on fera faire des suppositoires avec :

> Beurre de cacao................. 3 gr.
> Antipyrine .... 50 centig.
> Extrait thébaïque............... 04   —
> Extrait de belladone............. 15 milligr.

Pour un suppositoire, un ou deux par vingt-quatre heures.

On donnera en outre, s'il le faut, par la voie buccale, un ou deux cachets de 0,25 centigrammes de pyramidon, à deux ou trois heures d'intervalle, et deux heures au moins après l'emploi d'une de ces médications.

Enfin dans les cas extrêmes, lorsque la résistance des malades paraît à bout, on aura recours à des injections de morphine.

Avant la crise, il sera bon de faire quelques essais de traitement préventif. On conseillera des bains tous les deux jours pendant la semaine qui précède immédiatement les règles. On interdira toute fatigue durant cette période.

Suivant l'état général des malades, on prescrira la médication arsénicale, que l'on pourra alterner avec l'opothérapie ovarienne, *ovarine* ou *ocréine*.

On donnera de la liqueur de Fowler à doses faibles, progressivement croissantes, puis décroissantes (de quatre à douze gouttes, en deux fois, dans les vingt-quatre heures); après huit jours de repos environ, on fera prendre, matin et soir, aux repas, une dose d'ovarine, d'extrait ovarien ou d'ocréine, pendant la semaine qui précède les règles.

Dans l'intervalle des époques, on insistera sur l'hydrothérapie, les massages généraux, et même les massages locaux. Quoique d'une application délicate chez les jeunes filles, ceux-ci sont absolument indiqués dans les formes rebelles de dysménorrhée, qui ne paraissent influencées par aucune autre thérapeutique.

On en obtient d'excellents résultats, non seulement quand il existe une rétroflexion ou une antéflexion très prononcées, mais même quand les ovaires seuls paraissent en cause.

Enfin la dilatation, accompagnée de quelques pansements intra-utérins, produira de bons effets dans la dysménorrhée utérine, et dans la dysménorrhée membraneuse.

VI. *Leucorrhée*. — La leucorrhée est le plus fréquent de tous les troubles que présente l'appareil génital, mais c'est peut-être celui dont nous connaissons le moins la nature intime et le mode de production. On comprend généralement sous ce nom tous les écoulements non sanguins de la femme, c'est-à-dire toutes les sécrétions *normales* ou *pathologiques* des organes génitaux, et c'est cette confusion qui a le plus contribué à fausser leur interprétation.

Il importe de distinguer la *leucorrhée idiopathique, primitive*, de la *leucorrhée symptomatique*.

Leucorrhée idiopathique. — Chez presque toutes les femmes, il existe, à l'état physiologique, des *pertes blanches*, à l'occasion de la menstruation. Elles consistent en un suintement blanc jaunâtre, tachant légèrement le linge, qui se montre quelques heures, ou bien un ou deux jours avant l'écoulement sanguin, et persiste deux ou trois jours après que celui-ci a cessé. Dans certains cas on remarque à peine sa présence sur le linge, tandis que dans d'autres son abondance est telle qu'elle oblige les femmes à se garnir.

Envisagé dans ces conditions, ce liquide est

assez complexe et il serait difficile d'attribuer son origine exclusivement à tel ou tel organe. Le microscope y décèle des cellules plates du vagin, des cellules cylindriques de la muqueuse utérine, les unes et les autres plus ou moins dégénérées, et des lymphocytes mélangés à de très rares hématies. Il est vraisemblable que la congestion provoquée par le molimen menstruel, détermine à la fois une hypersécrétion de toutes les glandes de l'appareil génital, en même temps qu'une desquamation partielle des muqueuses, le tout accompagné d'une transsudation hors des vaisseaux du sérum sanguin, qui entraîne avec lui des globules blancs et quelques globules rouges [1].

Le même phénomène s'observe également, en dehors de la menstruation, chez des femmes ou chez des jeunes filles parfaitement saines et bien portantes, à la suite d'une fatigue quelconque, que celle-ci résulte d'une longue marche, d'un travail pénible, ou même d'études exigeant une application soutenue et prolongée. Parfois encore, elle est due à une hypersécrétion qui est la conséquence d'excitations génitales répétées.

Jusque-là, l'hyperémie de l'appareil génital peut expliquer cette leucorrhée. Mais on la rencontre dans une foule de circonstances bien différentes, et dont l'interprétation est assez obscure.

Nulle part elle n'est plus fréquente et plus prononcée que chez des personnes débiles, pâles,

---

1. A. Siredey et H. Lemaire. *Étude sur la leucorrhée* (*La Gynécologie*, avril 1904).

lymphatiques, quels que soient leur âge, leur situation, et le microscope y révèle à peu près les mêmes éléments. Or il s'agit presque toujours de malades atteintes de chloro-anémie, de tuberculose, ou d'autres affections chroniques, ou tout au moins de femmes momentanément affaiblies, et dans presque tous ces cas, les fonctions menstruelles sont irrégulières ou supprimées.

L'examen des organes génitaux ne permet d'y découvrir aucune trace de congestion. Les chloro-anémiques ont souvent un développement incomplet de l'appareil génital, leur utérus est petit, pâle, et rien ne permet de supposer que l'hyperémie joue un rôle dans la production de ces pertes blanches.

Il ne faut pas oublier, d'ailleurs, que la leucorrhée s'observe fréquemment chez des fillettes, soit dans des conditions analogues de faiblesse et d'épuisement, soit au cours d'une maladie générale, rougeole, scarlatine, etc., indépendamment de toute infection génitale, et à une époque éloignée de la puberté.

De plus elle a été signalée (Delbet [1], L. Championnière) chez des femmes qui avaient subi l'hystérectomie totale, et pour lesquelles des phénomènes de congestion cataméniale ne pouvaient être mis en cause.

L'infection ne joue aucun rôle dans les faits de ce genre [2], comme le démontrent l'étude bac-

1. P. Delbet, A. Routier, L. Championnière, *Soc. d'obstétrique, de gynécol. et de pédiatrie*, juin 1905.
2. A. Siredey et E. Bigart, *Étude sur la leucorrhée*, *Soc. obst., gyn. et péd.*, juin 1905.

tériologique des sécrétions et l'observation clinique de ces malades.

LEUCORRHÉE SYMPTOMATIQUE. — La *leucorrhée symptomatique* est mieux connue, elle est toujours liée à des altérations de l'appareil génital, de nature infectieuse.

Malgré le mélange des divers éléments qui le composent, il est souvent possible de reconnaître l'origine de l'écoulement d'après ses caractères prédominants.

Les *sécrétions de la vulve* proviennent à la fois des glandes de Bartholin qui donnent un liquide incolore, légèrement visqueux, et des glandes périurétrales du vestibule, au contenu plus fluide ; leurs produits se mêlent à la matière sébacée, d'apparence caséeuse, émanant des follicules situés sur les grandes lèvres et à la face externe des petites lèvres. Il en résulte un liquide jaunâtre, un peu visqueux, souvent purulent.

Les *écoulements vaginaux* se reconnaissent à leur apparence *laiteuse, caillebottée* : ils tachent le linge sans l'empeser notablement; purulents, ils ont un aspect *crémeux* et une coloration *gris verdâtre*.

Le mucus du *col utérin* se présente sous l'aspect de *glaires très visqueuses*, qui, de temps à autre, tombent jusqu'à la vulve, d'où elles s'échappent en grosses et larges gouttes filantes, qui laissent par la dessiccation de petits grumeaux comparables au blanc d'œuf cuit. Quelquefois strié de sang, ou mélangé de pus, il ressemble à de gros crachats sanguinolents ou muco-purulents.

Le liquide des *glandes du corps utérin* est clair, fluide, et ne prend jamais l'apparence concrète des produits précédents.

Le plus souvent, l'examen clinique confirmera les renseignements fournis par l'aspect de l'écoulement, et on en précisera l'origine en découvrant les altérations des divers segments de l'appareil génital qui en sont la cause.

Il y a un intérêt réel à y joindre une étude microscopique des sécrétions. Cette recherche, trop souvent négligée dans la pratique, permettra non seulement d'affirmer leur origine utérine ou vaginale, mais de reconnaître, à la présence des *polynucléaires* et des *globules de pus*, leur nature infectieuse, en même temps qu'elle pourra, dans certains cas, éclairer leur pathogénie en y révélant *l'existence du gonocoque.*

Traitement. — Au point de vue pratique, cette distinction entre la *leucorrhée idiopathique* et la *leucorrhée symptomatique* a une importance fondamentale ; celle-ci seulement exige une thérapeutique locale ; elle réclame le traitement de l'affection génitale qui lui a donné naissance. La leucorrhée idiopathique, au contraire, réclame avant tout un traitement destiné à améliorer la santé générale, les soins locaux ne devant jouer qu'un rôle accessoire.

On conseillera des lotions astringentes faites avec de d'eau bouillie simple ou des décoctions de feuilles d'eucalyptus, de feuilles de ronce. auxquelles on ajoutera, pour un litre, une ou deux cuillerées à soupe d'extrait de Saturne, ou bien encore un peu d'alun ou de tanin (une cuillerée à café par litre).

On aura soin, après les lotions, de bien essuyer la vulve et de saupoudrer toute la région, même entre les lèvres, du mélange suivant :

Poudre de talc............... 40 grammes.
Oxyde de zinc...............   8   —
Acide borique...............   4   —

en poudre très fine.

La nuit on interposera un peu de coton entre les lèvres, après avoir poudré.

Ces lotions sont généralement suffisantes chez les jeunes filles; on n'aura recours aux injections que dans le cas où la persistance de l'écoulement, la rougeur, l'irritation de la vulve et du vagin, réclameront impérieusement un traitement plus complet.

On prescrira alors des injections à l'alun [1] ou au tanin [2], qui seront faites à l'aide de petites canules spéciales (pour vierges), en caoutchouc souple, percé de plusieurs orifices.

Ces mêmes injections seront, d'emblée, prescrites aux femmes.

Chez les unes et chez les autres, c'est le traitement général qui sera le plus important. On conseillera, dans la mesure du possible, le repos,

---

1. Alun 5 gr.............) pour 1 litre de décoction
   Borate de soude. 15 gr.) d'eucalyptus.

2. Borate de soude, 15 gr.) pour 1 litre d'eau bouillie, sim-
   Tanin, 5 gr..........) ple ou décoction d'eucalyptus.

la vie au grand air, de préférence à la campagne. On insistera sur une alimentation substantielle, régulière, à base de viande, de viande crue pulpée, de purées, de pâtes, etc.

Enfin, selon les indications fournies par l'état général, on conseillera l'usage de l'arsenic ou du fer, l'hydrothérapie, des cures d'altitude, des saisons dans des stations salines ou ferrugineuses.

DEUXIÈME PARTIE

DYSTROPHIES ET DÉVIATIONS

CHAPITRE I

La congestion utérine.

La congestion était, pour les anciens auteurs, la plus fréquente des affections de la matrice, en même temps qu'elle leur apparaissait comme le point de départ nécessaire de toutes les altérations graves de l'utérus et de ses annexes.

Considérablement amoindri, dès l'époque où dominait l'École Anatomique, qui n'attachait d'importance qu'aux lésions bien et dûment établies, le prestige de la congestion utérine acheva de décliner sous l'influence des théories pastoriennes, qui fixèrent exclusivement sur les muqueuses l'attention des gynécologues et des chirurgiens.

Depuis quelques années, divers travaux[1] l'ont tirée de l'oubli et lui ont assuré, de nouveau, une place dans la nosologie.

Il est incontestable, en effet, qu'un grand nombre de troubles fonctionnels observés chez les femmes ne s'accompagnent d'aucune lésion importante des organes génitaux, et ne paraissent liés à aucun processus infectieux. Il s'agit, dans ces cas, de désordres passagers survenus dans la circulation utéro-ovarienne.

La congestion utérine peut être *primitive* ou *secondaire*. Elle est à la fois plus fréquente et mieux connue sous cette dernière forme.

1. *Congestion utérine secondaire*. — Elle dépend de causes locales ou générales.

CONGESTION LIÉE A DES CAUSES LOCALES. — Toutes les affections de l'utérus et des annexes provoquent des phénomènes de congestion utérine : les métrites, rétentions placentaires, corps fibreux, polypes, tuberculose, tumeurs malignes de l'utérus et des annexes, salpingo-ovarites, etc., amènent directement, ou par voie réflexe, une hyperémie, tantôt limitée à la muqueuse, tantôt diffuse, et intéressant tout l'appareil génital. Mais elle ne joue ici qu'un rôle symptomatique, et n'a par elle-même qu'une importance relative. Son pronostic et son traitement sont subordonnés à la cause qui lui a donné naissance.

1. Doléris, *Troubles physiologiques non inflammatoires de l'utérus* (*Nouvelles Arch. d'obstétr. et de gynécol.*, 1893).

G. Richelot, *Les Pseudo-métrites des arthritiques nerveuses* (*Bulletin médical*, 1899).

A. Siredey, *La congestion utérine* (*La Gynécologie*, 1900).

CONGESTION LIÉE A DES CAUSES GÉNÉRALES. — Celle-ci mérite davantage d'attirer l'attention ; son origine véritable peut être méconnue si l'on s'obstine à la chercher dans les organes génitaux.

Maladies générales. — Quelques maladies générales comme la fièvre typhoïde, la variole, l'érysipèle, le rhumatisme articulaire aigu, la grippe, s'accompagnent parfois, à une époque quelconque de leur évolution, d'une perte de sang, indice d'une congestion utérine passagère, qui, d'ailleurs, ne laisse généralement pas de traces.

Médicaments. — Quelques médicaments ont une action analogue : le salicylate de soude, le sulfate de quinine provoquent chez certaines femmes un léger écoulement sanguin.

Maladies du cœur. — L'action des maladies du cœur[1] est beaucoup plus importante : elle se manifeste au début des affections mitrales par des ménorragies. Ce symptôme est particulièrement fréquent au cours du rétrécissement mitral primitif, dont il est une des premières manifestations (Durosiez, Landouzy).

Plus tard, les hémorragies deviennent fréquentes, mais la congestion persiste, elle augmente même à l'approche de la ménopause, provoquant quelques jours avant les règles, et quand elles commencent à paraître, de vives douleurs dans les reins et le bas-ventre, qui sont incomplètement soulagées par un écoulement de sang peu pro-

---

1. P. Dalché, *Les métrorragies dans les maladies du cœur* (*Bull. Soc. médic. des hôpitaux*, 1897).

noncé. L'aménorrhée est quelquefois complète bien que les malaises persistent.

Au cours des affections du système artériel l'éréthisme cardio-vasculaire entraîne souvent des ménorragies.

Affections rénales. — Les néphrites artérielles ou épithéliales donnent lieu également à des hémorragies utérines, périodiques ou irrégulières.

Affections du foie[1]. — Les diverses affections du foie retentissent manifestement sur la circulation utéro-ovarienne, soit d'une façon mécanique, au cours des cirrhoses, quand l'ascite comprime la veine cave inférieure, soit par voie réflexe, au cours de la lithiase par exemple, ou bien à la suite d'altérations du sang. Les *ménorragies* et *métrorragies* s'observent fréquemment au cours de ces diverses maladies.

Affections du système nerveux. — Si les lésions organiques du système nerveux central telles que ramollissement, hémorragies, tumeurs, méningites et méningo-encéphalites, ne semblent pas avoir une action bien marquée sur la circulation utéro-ovarienne, il n'en est pas de même des névroses : hystérie, neurasthénie, maladie de Basedow, au cours desquelles on constate de l'aménorrhée ou des ménorragies.

Cette longue énumération montre la nécessité d'interroger minutieusement la santé générale lorsqu'on est en présence d'accidents que ne justifie pas l'état de l'utérus et des annexes.

---

1. P. Dalché, *Les métrorragies dans les maladies du cœur* (*Bull. Soc. médic. des hôpitaux*, 1897).

II. *Congestion utérine primitive*. — Elle est essentiellement constituée par un éréthisme vasculaire analogue à celui qui précède chaque époque menstruelle, et donne lieu, d'ailleurs, aux mêmes symptômes : douleurs lombo-abdominales, sensations de pesanteur dans la cavité pelvienne et dans la région périnéale, avec retentissement plus ou moins marqué sur les différents organes du bassin et sur les divers appareils de l'économie, même éloignés de la sphère génitale ; la crise se termine en général par un écoulement de sang d'abondance et de durée très variables.

Dans certains cas, la perte de sang est très faible ; elle peut même manquer et les malaises n'en sont que plus accentués : c'est une *véritable congestion sèche*. Les sensations de pesanteur, de fatigue, font place à des douleurs, tantôt sourdes et prolongées, tantôt aiguës et lancinantes, en même temps que s'accentuent les réactions du côté des organes voisins, qui éveillent de plus fréquents besoins d'uriner, d'aller à la garde-robe, et parfois du ténesme vésical et rectal. Les douleurs s'irradient dans les membres inférieurs, ou bien elles s'étendent à tout l'abdomen, donnant lieu à du météorisme ou à des nausées.

Quelquefois c'est la longue durée de la crise plutôt que son acuité qui lui donne de l'importance ; les femmes ressentent des tiraillements continuels dans les lombes, une pesanteur insupportable dans le bassin ; tous les organes paraissent augmentés de volume. Ces troubles engendrent un état de malaise perpétuel qui a souvent une répercussion considérable sur la santé générale, par les désordres qu'il provoque du côté du système nerveux.

Au toucher, l'utérus est augmenté de volume, plus dur, plus lourd qu'à l'état normal, il conserve sa mobilité. Les culs-de-sac sont sensibles, mais libres. Le spéculum montre la rougeur, la turgescence du col utérin et l'existence fréquente d'une goutte de mucus sanguinolent à son orifice. La vulve est violacée, ses veines sont saillantes; la région anale est souvent le siège d'hémorroïdes. Les veines des membres inférieurs sont tendues et parfois douloureuses.

Les crises précèdent en général l'époque menstruelle; elles se reproduisent quelquefois régulièrement au milieu même de l'espace intermenstruel, mais on peut les observer à une date quelconque; leur durée varie de quatre ou cinq jours à deux semaines, et davantage. L'apparition du sang, même en petite quantité, marque le début de la détente, qui s'accentue rapidement.

Dans d'autres cas, la congestion prend la *forme hémorragique*. Précédée ou non des symptômes qui viennent d'être décrits, elle se manifeste principalement par une perte de sang abondante et prolongée. Parfois le sang s'écoule à flots dès le début; plus souvent l'écoulement se fait lentement, avec des recrudescences subites qui se produisent même au lit.

Il n'est pas rare que la *congestion sèche* et la *congestion hémorragique* alternent chez la même femme, à quelques mois de distance.

Comme les crises douloureuses, les pertes de sang peuvent avoir une périodicité parfaite, en rapport avec les règles, apparaître régulièrement au milieu de l'espace intermenstruel, ou survenir à une époque quelconque.

Ces congestions retentissent d'une manière plus ou moins accentuée sur les divers organes abdominaux. Elles s'accompagnent souvent de dyspepsie gastro-intestinale, avec ou sans entérite muco-membraneuse, de ptoses rénales, hépatiques, intestinales, de déviations utérines, de prolapsus utérin, de varices des membres inférieurs, d'arthropathies, de migraines, de manifestations hystériques ou neurasthéniques.

Ces accidents ont parfois les uns sur les autres une répercussion très accentuée : les déplacements des viscères abdominaux augmentent l'hyperémie génitale, et celle-ci accroît les troubles des divers organes.

Enfin, il n'est pas rare d'observer chez ces malades les curieux phénomènes d'alternance, qui sont si communs chez les arthritiques, des fluxions articulaires, des crises de dyspepsie, s'améliorent manifestement quand surviennent des poussées de congestion génitale.

Cet éréthisme répété ou prolongé de l'utérus prédispose les malades à la *sclérose utérine*, et aux *infections secondaires* à la suite des sécrétions qu'il provoque.

Chez les jeunes filles, la congestion se traduit surtout par des *ménorragies* qui apparaissent dès les premières menstruations, et tendent à

augmenter, au grand préjudice de la santé générale.

Chez les jeunes femmes, les poussées congestives
sont intermittentes, irrégulières, parce qu'elles se
manifestent le plus souvent à l'occasion de fatigues générales ou locales. Elles deviennent plus
fréquentes à mesure que les grossesses, le surmenage quotidien achèvent de compromettre la
circulation pelvienne.

C'est surtout au voisinage de la ménopause,
vers quarante ans, que ces hyperémies présentent
leur maximum de fréquence et d'intensité : elles
augmentent à mesure que les règles diminuent, et
donnent lieu à des crises parfois très douloureuses,
affectant surtout la forme de *congestions sèches*.
Généralement déprimées, peu résistantes, malgré
leur apparence robuste, la plupart des femmes
qui présentent ces troubles se croient anémiques.
Elles souffrent, au contraire, des influences diathésiques qui se font d'ailleurs sentir de plus en
plus vivement à cet âge, se manifestant par la
couperose de la face, la tendance à l'obésité, etc.

Après la ménopause, l'apaisement se produit peu
à peu dans l'appareil génital; quelquefois cependant, on voit reparaître pendant plusieurs mois,
et même plusieurs années, des poussées congestives qui se manifestent soit par des douleurs, soit
par un écoulement sanguin plus ou moins régulier.

Sclérose et hypertrophie de l'utérus.

Ces troubles fonctionnels entraînent presque
toujours, à la longue, des altérations du paren-

chyme utérin. Sous l'influence de l'hyperémie répétée, les parois des vaisseaux s'épaississent, et elles deviennent le point de départ d'une sclérose qui tend à envahir peu à peu la trame musculaire. En même temps les fibres lisses augmentent à la fois de volume et de nombre, de sorte que les dimensions de l'organe s'accroissent notablement. Quand ce processus est généralisé et régulier, l'utérus hypertrophié conserve à peu près sa forme; sa cavité peut atteindre jusqu'à 10, 12 centimètres, et même au delà. C'est ce que l'on a appelé l'*utérus géant*.

Quelquefois l'hypertrophie est partielle, elle se limite par exemple à la région cervicale. Le corps de l'organe est peu modifié, tandis que le col allongé et épaissi descend à peu de distance de la vulve (*allongement hypertrophique du col*).

Souvent dans ces cas, même lorsqu'il n'existe ni tumeurs, ni bosselures appréciables à l'œil nu, le microscope décèle, dans la trame utérine hypertrophiée, de petits nodules qui sont des rudiments de *corps fibreux* et que l'on rencontre, disséminés dans le parenchyme musculaire, comme une véritable infiltration miliaire.

Dans d'autres cas, de gros utérus réguliers, à la surface lisse, que l'on a pu observer pendant longtemps et considérer comme des exemples d'hypertrophie simple, présentent ultérieurement des bosselures annonçant le développement de myomes. Aussi est-il extrêmement difficile de tracer avec précision les limites qui séparent les *tumeurs fibreuses* de la *sclérose utérine* proprement dite.

Fréquemment, d'ailleurs, ces modifications du parenchyme utérin coïncident avec des *altérations ovariennes : sclérose, dégénérescence scléro-kystique*, dont les symptômes s'ajoutent à ceux des altérations utérines. On ne connaît pas encore d'une manière précise la subordination de ces lésions, et l'influence réciproque qu'elles peuvent exercer les unes sur les autres. Il est probable qu'elles dépendent d'une cause commune, imputable à la diathèse neuro-arthritique.

III. *Prophylaxie et traitement.* — Le traitement *local* de la congestion utérine n'aura d'action que sur les *accidents locaux* : c'est à sa cause même qu'il faut s'attaquer si l'on veut en éviter le retour.

Le repos absolu au lit, rigoureusement observé, s'impose, chaque fois qu'il s'agit d'accidents aigus, douleurs vives ou hémorragies, que la congestion soit primitive ou secondaire.

On y joindra de grandes injections de 4 à 5 litres d'eau bouillie chaude, renouvelées trois ou quatre fois dans les vingt-quatre heures, à une température qui variera selon les cas particuliers et la tolérance des malades. Contre les hémorragies il est préférable d'employer l'eau à 48°-50°. Dans les formes sèches, l'eau très chaude augmente parfois les douleurs; les malades sont plutôt soulagées par des injections à 38-40°, limitées à 2 litres et renouvelées deux fois par jour seulement.

On appliquera sur le ventre des compresses humides chaudes que l'on pourra faire précéder d'onctions à l'aide de divers liniments opiacés, belladonés et chloroformés.

Contre les formes sèches, on emploiera des bains chauds quotidiens, avec irrigations vaginales dans le bain. Enfin, dans ces mêmes formes sèches, l'application, sur le col, de tampons imbibés de glycérine, contribue beaucoup à diminuer les phénomènes congestifs.

Dans les formes très accentuées, on recourra avec avantage à des saignées locales, à des scarifications sur le col, par exemple.

Lorsque les hémorragies se prolongent ou prennent une intensité alarmante, on peut essayer les préparations d'ergot de seigle, d'ergotine, d'ergotinine, d'hamamelis ou d'hydrastis, par la voie gastrique, ou des injections hypodermiques d'ergotine, d'ergotinine.

Mais on ne devra jamais négliger le traitement général même au moment de la crise.

Dans les congestions secondaires, la thérapeutique s'attaquera surtout à la cause première de l'hyperémie. C'est en soignant les *affections cardiaques, rénales, hépatiques*, les *lésions de l'utérus et des annexes*, qu'on atténuera les accidents et qu'on en préviendra le retour.

Lorsqu'on aura reconnu le caractère primitif de la congestion, on combattra le *neuro-arthritisme*, cause première de ces désordres.

Les malades seront soumises pendant quelque temps à une alimentation se rapprochant autant que possible du régime lacto-végétarien, auquel on ajoutera des pâtes, des œufs. Le lait, l'eau pure ou les infusions chaudes, seront les seules boissons permises aux repas.

Ce régime devra être imposé surtout aux femmes qui souffrent de ces accidents, d'une manière chronique, à l'époque de la ménopause.

On interdira d'une façon toute particulière les vins et élixirs dits toniques, les préparations ferrugineuses, dont ces *fausses anémiques* font un abus dangereux. On conseillera de petites purgations, tous les dix ou quinze jours, et l'usage régulier de divers laxatifs, s'il le faut, pour entretenir la liberté du ventre.

On stimulera les fonctions de la peau par des frictions sèches ou aromatiques, par des bains alcalins fréquents, par l'hydrothérapie.

C'est également dans ces conditions que les cures thermales rendront de grands services. Le choix des stations sera subordonné à l'état général des malades et à la prépondérance de tel ou tel symptôme.

Quand l'éréthisme nerveux domine, les stations de Néris, Bourbonne. Bourbon-l'Archambault, Luxeuil, seront particulièrement indiquées; Saint-Sauveur, Bagnères-de-Bigorre, Saint-Gervais, conviennent dans les formes nerveuses avec atonie. Les eaux salines de Biarritz, Salies-de-Béarn, Salins, la Mouillère, Salins-Moutier, la Mothe, produisent de remarquables effets chez les lymphatiques.

Si les complications veineuses sont très accentuées, Bagnoles-de-l'Orne s'adapte merveilleusement à leur traitement.

Enfin, dans certains cas, les eaux de Royat, de Châtel-Guyon, de Brides, de Vichy, de Vittel, d'Évian, auront les plus heureux effets sur ces phénomènes congestifs, par l'action bienfaisante qu'elles exerceront sur la nutrition.

En dehors des saisons d'eaux, les malades pourront, de temps à autre, boire chez elles, par séries de dix à douze jours, de l'eau de Vichy, ou des eaux lithinées de Royat et de Santenay.

CHAPITRE II

Malformations.

A côté des dystrophies qui succèdent aux troubles fonctionnels observés dans la période d'activité génitale de la femme, il en est d'autres, apparaissant au moment de la puberté, qui aboutissent à des malformations plus ou moins accentuées, dont les causes et le mécanisme nous sont peu connus.

L'absence totale des ovaires est très rare, elle s'accompagne d'absence de la matrice. Schrœder a constaté l'absence d'un ovaire dans un cas d'utérus unicorne.

L'atrophie congénitale des ovaires est moins exceptionnelle ; elle coïncide avec un développement incomplet de l'utérus et des trompes.

Les *malformations de la vulve* sont presque toujours acquises ; il n'en est pas de même de *l'imperforation de l'hymen* et de *l'atrésie du vagin* qui se rencontrent avec des organes profonds normaux, et donnent lieu à divers accidents de rétention ou d'occlusion, justiciables de la chirurgie.

Les *malformations de l'utérus* sont plus fréquentes. Il en est qui, au point de vue fonctionnel, sont presque indifférentes : l'*utérus unicorne* ou *bicorne*, l'*utérus double*, l'*utérus cloisonné verticalement*, etc., anomalies résultant d'une soudure défectueuse des canaux de Muller; elles ne réclament d'ailleurs aucun traitement.

D'autres, beaucoup plus communes, et souvent méconnues, entretiennent des troubles importants dans les fonctions génitales : ce sont les *arrêts de développement de l'utérus*.

On peut observer toutes les variétés intermédiaires, depuis l'*utérus rudimentaire*, représenté par un faisceau compact de fibrilles réunies à des fibrilles analogues qui se prolongent dans la direction des ovaires, jusqu'à l'*utérus pubère*, d'apparence à peu près normale.

C'est ainsi que l'on voit, dans quelques cas, ces fibrilles rudimentaires entourer une cavité de 1 ou 2 centimètres de profondeur.

A un degré plus avancé, on rencontre l'*utérus fœtal*, ou *infantile*, remarquable par la disproportion qui existe entre le corps et le col de l'organe. L'*utérus pubescent* de Puech[1] est caractérisé par l'atrophie générale de la matrice, les dimensions du col ne l'emportant guère sur celles du corps.

Cet état persiste quelquefois longtemps après

1. Puech, *Annales de Gynéc.*, 1874.

la puberté : il n'est pas rare de constater chez de grandes jeunes filles de dix-huit à vingt ans, et même chez quelques jeunes femmes, un petit utérus à parois minces (*hypoplasie de Virchow*), bien au-dessous de la moyenne physiologique.

Il existe presque toujours, dans les faits de ce genre, un développement insuffisant ou une dégénérescence kystique des ovaires. La menstruation est habituellement irrégulière, parfois douloureuse. Ces phénomènes coïncident souvent avec l'aplasie artérielle, avec un rétrécissement mitral primitif, avec d'autres anomalies résultant de diverses tares héréditaires ou acquises; on les observe, plus rarement, chez des personnes d'apparence normale, dont tous les organes paraissent être en bon état.

Ces *hypoplasies utérines* sont des causes très fréquentes de stérilité; comme elles coïncident fréquemment avec des flexions très prononcées de la matrice, en avant ou en arrière, on ne manque pas d'attribuer à cette déviation les troubles fonctionnels que présentent ces jeunes femmes : irrégularités menstruelles, dysménorrhée, infécondité, etc. Or c'est en vain qu'on dilate et qu'on redresse ces utérus : leur insuffisance anatomique et physiologique persiste.

Traitement. — S'il n'existe aucun traitement pour les formes très accentuées de ces malformations, si une intervention chirurgicale peut avoir raison des anomalies qui n'intéressent que les premières voies génitales, *imperforation de l'hymen, atrésie du vagin*, etc., le traitement médical reprend ses droits dès que l'on est en présence d'états qui se rapprochent sensiblement de la normale. Des soins généraux bien dirigés, le séjour prolongé à la campagne, des cures d'altitude, jointes à la mécanothérapie, à la gymnastique, à l'équitation, et surtout au massage utérin, ont une efficacité réelle, et contribuent souvent à la régularisation des fonctions génitales.

CHAPITRE III

Déviations et déplacements de l'utérus.

I. *Étiologie des déviations utérines*. — Les déviations et les déplacements de l'utérus jouent un rôle considérable en gynécologie. Malgré leur fréquence et les nombreux travaux qui ont été consacrés à leur étude, la pathogénie en est encore assez obscure.

On connaît bien les diverses causes qui leur donnent naissance, mais il est difficile de déterminer avec précision la part exacte qui revient à chacune d'elles. L'habitude de les envisager à un point de vue exclusivement chirurgical, a contribué d'ailleurs à les faire interpréter souvent d'une manière trop mécanique.

A l'état normal, l'utérus est en quelque sorte suspendu au milieu de la cavité pelvienne, entre la vessie et le rectum. Il n'est pas fixé à la façon de la plupart des autres viscères. Le toucher vaginal, le palper abdominal, nous montrent qu'il est mobile, que ses rapports, sa direction, chan-

gent suivant l'état de vacuité ou de réplétion de
la vessie et du rectum. Il suffit d'une légère pression du doigt pour le déplacer dans le sens transversal ou dans le sens antéro-postérieur, pour le
faire basculer, en quelque sorte, sur un axe fictif
supposé transversal, pour exagérer ou redresser
sa courbure antérieure physiologique.

On comprend, dans ces conditions, que *les
exsudats, les tumeurs pelviennes, brides cicatricielles et autres altérations* survenant dans les
tissus ambiants ou dans les organes voisins, puis-
sent *déplacer* l'utérus ou le *déformer*, soit en le
refoulant, soit en lui faisant *contracter des adhérences anormales*.

Quelquefois les *déviations* sont causées par des
altérations de l'utérus lui-même ou des éléments
qui contribuent à le maintenir dans sa position
physiologique.

A la suite des grossesses et des accouchements,
au cours des métrites chroniques et sous l'influence
de certains états diathésiques, l'atrophie, la raré-
faction des fibres musculaires lisses, leur envahissement par le tissu fibreux, modifient la texture
de l'utérus et facilitent sa déformation. La présence d'un myome à la partie supérieure de
l'organe peut également provoquer sa flexion.

Mais ce sont surtout les *aponévroses sous-péritonéales et pelviennes, le tissu cellulaire* et *les
ligaments* qui entourent l'utérus, dont l'intégrité
est indispensable pour le maintenir en position
normale.

Les accouchements, même s'ils sont exempts

de complications, entraînent presque toujours un certain relâchement des ligaments ronds, des ligaments larges, et du péritoine qui recouvre le fond de la matrice. Quand les grossesses sont nombreuses et rapprochées, les fibres lamineuses qui constituent ces organes, les fibres musculaires lisses que l'on trouve sur certains d'entre eux, ne recouvrent que très incomplétement leur tonicité, et l'utérus, revenu sur lui-même, se trouve fixé beaucoup plus lâchement.

En même temps, les parois abdominales, le plancher périnéal, qui ont subi une distension analogue, pendant la grossesse ou au moment de l'accouchement, conservent une certaine mollesse et un relâchement notable de leurs tissus musculaires et fibreux. L'utérus et le vagin sont moins soutenus par leurs ligaments propres; ils ne trouvent plus, du côté du périnée, l'appui que leur offre habituellement sa sangle musculo-membraneuse. On comprend que, dans ces conditions, les déviations de tout genre soient singulièrement facilitées.

Les chances de déplacement et de déformation augmentent considérablement quand cette situation s'est compliquée de traumatismes, ou d'états pathologiques dépendant d'infections diverses, survenues au cours de l'accouchement ou en dehors de l'état puerpéral. Les inflammations du tissu cellulaire péri-utérin et du péritoine pelvien, les déchirures du périnée, les rétractions cicatricielles ou plastiques, apparaissent comme autant de facteurs importants des désordres qui surviennent dans la statique utérine.

Enfin, il convient d'ajouter à toutes ces causes certaines influences diathésiques mal définies, mal connues, qui, chez un assez grand nombre de personnes, tendent à relâcher, de la façon la plus manifeste, tous les tissus fibreux de l'abdomen, ainsi qu'en témoignent les ptoses viscérales variées que l'on observe en pareil cas : néphroptoses, hépatoptoses, gastro-entéroptoses, etc. Ces conditions si complexes expliquent à la fois la fréquence des déviations et des déplacements de l'utérus, ainsi que les insuccès auxquels donnent lieu parfois les traitements les plus rationnels et les mieux conduits.

Antéposition et Rétroposition de l'utérus.

II. Les antépositions et rétropositions sont de simples déplacements, en avant ou en arrière, de l'utérus qui conserve d'ailleurs sa forme et son attitude normales.

Il s'agit là de véritables refoulements, d'origine purement mécanique, occasionnés par des tumeurs ou par des exsudats inflammatoires qui remplissent l'un ou l'autre des culs-de-sac ; ces déplacements n'ont par eux-mêmes aucune importance et ne méritent pas d'étude particulière.

Versions utérines.

III. *Antéversion.* — On confond à tort les *versions* et les *flexions* de l'utérus ; elles existent souvent ensemble, elles se compliquent, mais elles peuvent se rencontrer isolément et elles n'ont pas toujours les mêmes causes.

Les *flexions* en avant ou en arrière sont souvent dues à des vices de développement; elles peuvent être congénitales ou acquises; les *versions* sont toujours d'origine pathologique.

Antéversion. — L'antéversion succède, dans la majorité des cas, à une métrite puerpérale : l'arrêt d'involution qui accompagne la métrite laisse l'utérus augmenté de volume, avec des parois plus dures, plus résistantes. Il conserve fréquemment une forme cylindrique, que l'on retrouve dans la plupart des utérus antéversés ou rétroversés. Plus rarement, l'utérus antéversé est infiltré de myomes qui ont augmenté son poids et sa rigidité.

Contrairement à ce que disent la plupart des auteurs, l'antéversion donne lieu à des symptômes assez marqués, qui relèvent à la fois de la *métrite chronique*, des *phénomènes congestifs* qui l'accompagnent, de la *compression* qu'exerce le corps utérin sur la *vessie*, et des *ptoses viscérales* qui la compliquent très souvent.

Les malades se plaignent habituellement de pesanteur dans le bas-ventre, de besoins fréquents d'uriner, et parfois même de ténesme vésical, à la suite de fatigue, ou au moment des règles.

En même temps elles accusent dans le ventre, dans les lombes, des sensations douloureuses qui leur rendent la marche très pénible, et qui sont plutôt imputables aux déplacements des viscères abdominaux.

En revanche, on ne constate guère les crises de dysménorrhée si communes dans les *flexions utérines*.

Au toucher on sent le fond de l'utérus en avant, derrière la symphyse pubienne, tandis que le col est situé très haut, en arrière. Le spéculum ne peut le saisir que si l'on relève un peu l'organe.

RÉTROVERSION. — La *rétroversion* pure est plus rare que l'antéversion. Comme celle-ci, elle reconnaît pour causes la métrite puerpérale, à laquelle s'ajoute le relâchement des ligaments utéro-sacrés. Lorsque le fond de l'utérus est retenu en arrière par des fausses membranes, il ne tarde pas à s'infléchir, c'est ce qui se produit d'ailleurs assez souvent.

Les symptômes auxquels elle donne lieu sont plus accentués que ceux de l'antéversion, aussi toutes les rétrodéviations ont-elles une plus grande importance clinique. Les malades accusent une sensation de pesanteur très pénible sur le plancher pelvien, surtout en arrière, elles ont de la constipation, du ténesme rectal. La marche, la station debout leur sont très difficiles, parce qu'elles exagèrent le déplacement et les malaises qui en sont la conséquence.

La menstruation retentit beaucoup plus sur l'utérus rétroversé que sur l'utérus antéversé ; elle augmente notablement les douleurs.

Flexions utérines.

IV. *Antéflexion.* — L'antéflexion est la plus fréquente des déviations de l'utérus.

Comme elle existe à un certain degré dans l'attitude physiologique de l'organe, il est difficile de préciser la limite qui sépare l'antéflexion normale de l'antéflexion pathologique. L'exagération de la courbure, et surtout sa fixité, en constituent, en somme, les caractères fondamentaux.

La forme que revêt l'utérus antéfléchi varie suivant que la flexion s'est produite au niveau du corps, de l'isthme, ou du col (*flexion corporelle, cervicale*, ou *cervico-corporelle* de Gaillard-Thomas). Ces distinctions n'ont, au point de vue pratique, qu'une faible importance.

L'antéflexion résulte tantôt de troubles dans le développement de l'utérus, tantôt de modifications d'ordre pathologique, survenues à la suite d'accouchements, de fausses couches, ou de maladies diverses.

Dans le premier cas, l'*antéflexion* est dite *congénitale*, à tort, le plus souvent, car si elle peut exister dès la naissance, elle est rare à cette époque, et elle apparaît surtout dans l'enfance, ou au moment de la puberté.

Pour Schultze elle serait liée à une *persistance de l'état infantile*, la brièveté anormale du vagin, et surtout de sa paroi antérieure, fixant le col au-dessous de son siège habituel, et dans l'axe du vagin, tandis que le corps ne peut se porter en avant que par une courbure. Dans ce cas, l'organe tout entier reste grêle, et conserve la forme infantile, le col étant relativement plus développé que le corps utérin.

L'antéflexion se produit parfois au moment de la puberté, ou dans les années qui suivent : les auteurs classiques cherchent à l'expliquer par diverses causes locales telles que la masturbation, la métrite virginale, l'abus de l'équitation ou des exercices violents, dont l'influence, comme le dit Richelot, n'est *rien moins que démontrée*.

Il y a là, selon toute vraisemblance, un élément *dystrophique* dont le mécanisme nous échappe.

L'antéflexion, que l'on observe plus tard, pendant la période active de la vie génitale, est d'une interprétation plus facile. Elle résulte fréquemment d'adhérences consécutives à des altérations annexielles. Les salpingo-ovarites, les lymphangites périutérines, qui compliquent si souvent les métrites, provoquent, à la surface du péritoine pelvien, des exsudats qui peuvent fixer le fond de l'utérus en avant, ou attirer le col en arrière. C'est ce dernier fait qui est le plus habituel : l'inflammation du cul-de-sac péritonéal postérieur laisse généralement à sa suite une *rétraction des ligaments utéro-sacrés*, qui attirent la partie supérieure du col en arrière, et l'immobilise dans cette position. Le corps de l'organe se porte en avant et s'infléchit de plus en plus sous le poids de la masse intestinale.

L'antéflexion peut survenir en dehors de toute complication annexielle, après une simple métrite, ou, plus souvent, à la suite d'un accouchement ou d'une fausse couche.

La déviation ne peut s'expliquer ici que par une *dystrophie partielle*, qui modifie la résistance du tissu utérin au point où se produit la flexion.

Les symptômes de l'antéflexion sont peu prononcés, mal définis, et ils semblent être moins en rapport avec la déviation elle-même qu'avec les diverses circonstances qui l'accompagnent. Certains utérus, absolument recourbés de la manière la plus exagérée, ne donnent lieu à aucun trouble appréciable, tandis que d'autres, dont l'angle de flexion dépasse à peine l'angle normal, provoquent des douleurs et des désordres très accentués.

Les sensations de pesanteur pelvienne sont beaucoup moins prononcées que dans les déviations en arrière : elles manquent à peu près complètement quand il n'existe pas d'antéversion concomitante, ou de prolapsus des viscères abdominaux.

Il en est de même du ténesme vésical ou rectal, que l'on n'observe guère qu'aux époques menstruelles, et à la suite de fatigues, c'est-à-dire quand surviennent des phénomènes congestifs.

La dysménorrhée est fréquente, sans être absolument constante. Elle se manifeste par des douleurs, qui précèdent de quelques heures l'écoulement du sang, et qui ont en général leur maximum d'intensité au début même de l'apparition du flux menstruel.

Dans certains cas, la crise offre tous les caractères d'accidents de *rétention*, et semble liée à la difficulté mécanique de l'écoulement du sang. A la pesanteur, à une sorte de tension très pénible de l'abdomen, succèdent des sensations très aiguës de crampes, de contractions utérines violentes qui rappellent les douleurs de l'accouchement;

après l'expulsion d'un caillot, le sang s'écoule normalement et tout rentre dans l'ordre.

Des phénomènes de ce genre semblent indiquer une sténose du canal cervico-utérin. Cependant Schultze, Fritsche pensent que le rétrécissement n'est pas assez accentué pour qu'il en résulte un obstacle réel à l'écoulement du sang; ils attribuent les douleurs à la congestion utérine et à une métrite concomitante.

Cette explication ne saurait s'appliquer à tous les faits de dysménorrhée qui coïncident avec l'antéflexion; l'intensité des crises n'est nullement en rapport avec la déformation apparente de la matrice. On rencontre fréquemment, au cours des examens gynécologiques, des utérus antéfléchis à angle droit et même aigu, le corps de l'organe descendant plus bas que le col, sans qu'il en résulte de difficulté de la menstruation, tandis que des utérus peu déformés, voisins de l'attitude normale, provoquent des crises menstruelles très violentes.

Des jeunes filles sujettes à la dysménorrhée deviennent enceintes dès les premiers temps de leur mariage, témoignant ainsi de la perméabilité du canal cervico-utérin, et les douleurs menstruelles reparaissent ultérieurement, bien que la grossesse et l'accouchement aient dilaté l'organe, et que l'introduction de l'hystéromètre soit facile, même à une époque très rapprochée des règles, quand la muqueuse est déjà congestionnée et épaissie.

Il est possible que les douleurs soient imputables, dans certains cas, à une métrite concomitante, ou à des phénomènes congestifs en rapport avec la diathèse neuro-arthritique, mais il n'en est pas toujours ainsi. La dysménorrhée apparaît quelquefois dès les premières menstruations, bien qu'il n'existe aucune trace de métrite; elle tend généralement à s'accroître, revêtant toujours les mêmes caractères, qui semblent indiquer le plus souvent des phénomènes de rétention.

Malgré la perméabilité du canal cervico-utérin dans l'intervalle des règles, il peut se produire une occlusion momentanée de l'orifice cervical supérieur quand la muqueuse hyperémiée est notablement épaissie, en même temps qu'apparaissent des crises spasmodiques réflexes d'autant plus prononcées que le système nerveux est plus impressionnable.

Quoi qu'il en soit, cette variété de dysménorrhée est intimement liée à l'antéflexion de l'utérus, et elle en constitue un des symptômes les plus habituels et les plus caractéristiques. Lorsque l'interrogatoire des malades révèle ces malaises périodiques, suivis d'une complète accalmie dans l'intervalle des règles, on peut s'attendre à constater l'antéflexion.

La stérilité accompagne assez souvent l'antéflexion; elle résulte plutôt de diverses circonstances concomitantes que de la déviation du canal cervico-utérin : les altérations salpingo ovariennes, les adhérences qui succèdent aux affections annexielles, les dystrophies utérines et

ovariennes, qui coïncident avec l'antéflexion primitive, sont souvent les véritables causes de l'infécondité. Les cas où celle-ci est due exclusivement à des causes mécaniques sont assez rares :
néanmoins, la dilatation, le redressement de
l'utérus ont été suivis quelquefois de fécondation.

Le diagnostic de l'antéflexion est facile à faire
par le toucher vaginal, on peut même en reconnaître la cause.

Lorsque l'utérus est de volume normal, ou d'un
volume au-dessus de la moyenne, il s'agit d'une
antéflexion acquise, et une exploration attentive
permettra presque toujours de percevoir au niveau
du cul-de-sac de Douglas des brides fixant le col
en arrière.

Au contraire, l'antéflexion primitive se caractérise par un utérus de petit volume, affectant
tantôt la forme d'un angle très prononcé, tantôt
celle d'une courbe arrondie à la façon d'une
crosse. Le corps de l'organe est grêle, il ne
dépasse pas les dimensions du col, au-dessous
desquelles il reste quelquefois.

Certains utérus antéfléchis sont durs, rigides,
et leur courbure ne peut être modifiée, alors
même qu'il n'existe pas d'adhérences.

D'autres sont d'une souplesse extraordinaire :
on peut les redresser, les incliner latéralement,
leur faire décrire un demi-cercle, dans le sens
transversal, le col étant immobilisé. L'isthme
allongé, scléreux et lâche, se prête à tous les
mouvements qu'on veut lui imprimer.

Rétroflexion. — De toutes les déviations de l'utérus, la rétroflexion est celle qui offre le plus franchement et le plus fréquemment un caractère pathologique.

Elle succède souvent à la rétroversion, celle-ci étant elle-même consécutive à diverses affections de l'utérus et des annexes. On l'observe surtout à la suite d'accouchements ou de fausses couches qui se sont compliqués d'accidents infectieux plus ou moins accentués, mais on peut également la rencontrer, quoique plus rarement, au cours de la blennorragie ou d'autres infections utérines.

La métrite ne joue qu'un rôle accessoire; en causant une légère augmentation de volume de l'utérus, une rigidité plus grande de ses parois, elle facilite la chute du corps utérin en arrière. Ce sont surtout les altérations du tissu cellulaire périutérin, du péritoine formant le cul-de-sac de Douglas, et des ligaments utéro-sacrés, qui contribuent à fléchir l'utérus en arrière, et souvent à le fixer dans cette position.

La *métrite post partum*, lorsqu'elle est très rapprochée de l'accouchement, est l'un des facteurs les plus habituels de cette déviation.

L'utérus incomplètement involué reste gros et rigide; par suite du relâchement des ligaments utéro-sacrés, le col se porte en avant, tandis que la masse intestinale faisant sentir son poids sur la face antérieure de l'organe, tend à le coucher en arrière. Il existe en même temps dans le cul-de-sac postérieur une légère irritation péritonéale qui provoque au niveau du fond de l'utérus renversé des adhérences plus ou moins étendues.

C'est ainsi que peu à peu le corps utérin, attiré par ces brides, reste fixé au cul-de-sac de Douglas et s'infléchit de plus en plus en arrière.

Tel est le genre, de rétro-déviation qu'envisagent surtout les chirurgiens : aussi confondent-ils souvent, dans leurs descriptions, la *rétroflexion* et la *rétroversion*, qu'ils rattachent, justement d'ailleurs, à des infections utéro-annexielles. Cette conception, qui convient bien aux *formes secondaires*, ne saurait s'appliquer à la *rétroflexion primitive, idiopathique*. Celle-ci s'observe en effet sans qu'il existe aucune maladie de l'appareil génital. On la rencontre chez des jeunes femmes avant tout accouchement ou fausse couche, en dehors de toute infection, si légère soit-elle, et même chez des vierges, indemnes de tout accident génital.

On a beaucoup discuté sur l'origine de la rétroflexion primitive. Quelques auteurs la considèrent comme congénitale ; Ruge, Kölliker ont, à la vérité, constaté la rétroflexion pendant la vie fœtale, mais il s'agit là de faits exceptionnels.

Chez le fœtus, et dans la première enfance, l'utérus est généralement en position normale, c'est-à-dire modérément antéfléchi, et c'est surtout à l'âge de la puberté, quand commencent à se développer les organes génitaux, que se produisent les déviations en arrière, et surtout la rétroflexion.

On a invoqué l'influence de la brièveté excessive

du vagin, et surtout de sa paroi antérieure.
Le col étant situé un peu plus bas que de coutume, le fond de l'utérus, chaque fois que la vessie
est pleine, se trouve repoussé en arrière, et tend
à se recourber dans cette direction.

M. Richelot fait jouer un rôle moins considérable aux phénomènes mécaniques, et conclut,
dans un sens plus large, à l'influence du *neuro-
arthritisme*, qui, modifiant la structure de l'utérus,
favoriserait ses déviations.

Quoi qu'il en soit, la rétroflexion s'accompagne
de troubles assez bien définis, assez constants,
pour constituer un ensemble de symptômes cliniques réellement caractéristique.

Dans certains cas on découvre, en quelque
sorte par hasard, au cours d'un examen, l'utérus
rétrofléchi, sans que la déviation ait été révélée
par le moindre désordre.

Le plus souvent, dès la puberté, la rétroflexion
de l'utérus donne lieu à des crises de dysménorrhée, qui augmentent avec les années. Les
douleurs se font sentir dans les reins, quelques
jours avant l'apparition de l'écoulement sanguin,
indiquant une congestion ovarienne intense, puis
elles se manifestent au niveau de l'utérus sous
forme de tranchées plus ou moins accentuées,
avec phénomènes de pesanteur périnéale et parfois de ténesme rectal. Sous l'influence de
l'écoulement sanguin, ces accidents s'apaisent,
pour disparaître en général complètement, jusqu'à la prochaine époque menstruelle.

Diverses circonstances, telles que fatigues

excessives, marche prolongée, exercices violents, peuvent donner à ces malaises un caractère plus aigu et plus prolongé. Néanmoins, jusqu'au mariage, et sauf complications intercurrentes, les troubles occasionnés par la rétroflexion se résument à des crises de dysménorrhée d'intensité variable.

Dès le début du mariage, la situation change : des douleurs vives se font sentir dans toute la partie inférieure du bassin; limitées d'abord à l'utérus et aux culs-de-sac vaginaux, elles s'irradient dans les reins et dans les membres inférieurs, s'accompagnant parfois de ténesme rectal et vésical. Cependant la leucorrhée est modérée; si elle existe, elle consiste plutôt en un liquide filant, clair, peu abondant, bien différent des grosses glaires qui caractérisent le catarrhe blennorragique. Il se produit fréquemment un léger suintement sanguin : au moment des règles la perte prend quelquefois le caractère ménorragique.

Ces hémorragies ne paraissent pas en rapport avec des altérations de la muqueuse; on les observe parfois chez des vierges, malgré l'absence de tout symptôme d'infection. Elles ne semblent pas reconnaître d'autres causes que la *congestion utérine*.

La déclivité du corps de l'utérus est-elle suffisante pour entraver le cours du sang dans ses propres vaisseaux? Il est difficile d'en fournir la preuve, mais le fait envisagé en lui-même n'est pas discutable : *l'utérus rétrofléchi se congestionne avec une extrême facilité.*

Au toucher, la rétroflexion utérine se présente sous deux formes différentes suivant qu'elle est primitive ou secondaire.

Dans le premier cas, la rétroflexion coïncide presque toujours avec la brièveté du vagin : l'utérus est notablement abaissé, le col dirigé en bas et en avant se rencontre à 3 ou 4 centimètres de l'orifice vulvaire. Il est ordinairement allongé, un peu grêle, tandis que le fond de l'utérus, légèrement renflé, globuleux, est plus ou moins incurvé dans le cul-de-sac postérieur. On peut comparer assez justement l'organe, dans cette attitude, à une cornue de laboratoire. Le col est peu sensible ; le corps est souvent douloureux au simple contact du doigt. La brièveté du vagin limite la mobilité de l'utérus alors même que celui-ci n'est pas fixé par des brides.

Quand la rétroflexion est secondaire, on ne constate pas la même disproportion entre le corps et le col de la matrice ; celui-ci conserve une apparence normale, tandis que le corps utérin rétrofléchi est presque toujours augmenté de volume, et généralement sensible, surtout lorsqu'il est immobilisé par des adhérences. Il n'est pas rare de sentir l'ovaire gauche prolabé dans le cul-de-sac postérieur et adhérent au fond de l'utérus, où il forme une sorte de nodule d'une extrême sensibilité.

Chez les femmes qui ont eu des enfants ou des fausses couches, on observe fréquemment une dilatation du col, telle que l'extrémité du doigt y pénètre facilement. Comme l'utérus rétrofléchi descend parfois jusqu'à quatre ou cinq centimètres de l'orifice vulvaire, il se présente, pour ainsi dire, naturellement, au devant de tous les corps qui entrent dans le vagin, et ceux-ci pénètrent facilement dans sa cavité.

On comprend que, dans ces conditions, la *métrite balistique* des anciens auteurs ne soit pas une fiction : en raison de l'abaissement de l'utérus, de la présence du corps rétrofléchi dans le cul-de-sac postérieur, si le choc épargne le col, il se fait sentir sur le corps. Chacun de ces traumatismes contribue à blesser le col et à l'infecter, ou bien à contusionner le corps utérin, à distendre et à déchirer ses adhérences : ces complications rendent la vie conjugale très pénible aux malheureuses femmes atteintes de rétroflexion.

Lors des injections le même inconvénient peut se présenter : non seulement la canule distend la cavité cervicale qu'elle envahit, mais elle y fait pénétrer, sous une pression exagérée, et déjà nuisible, de l'eau très insuffisamment aseptisée.

Parfois le choc se produit au fond du cul-de-sac postérieur, qu'occupe l'utérus, et celui-ci en reste contusionné, endolori. De même que la pression de l'eau, sa température trop élevée ou trop basse, suffit pour provoquer également des réactions plus ou moins douloureuses, du côté de la matrice et du péritoine qui l'entoure.

L'action de ces divers traumatismes, sur l'utérus rétrofléchi, contribue puissamment à provoquer ou à entretenir les complications que l'on observe du côté des annexes ou du tissu cellulaire péri-utérin. Elle se fait sentir en outre d'une manière tout particulièrement dangereuse au cours d'une grossesse.

La fécondation est déjà rendue plus difficile par l'attitude vicieuse de l'utérus, la déviation du col en avant, créant ce que l'on a appelé la « fausse route du cul-de-sac postérieur » où vont s'égarer les spermatozoïdes. Quand une grossesse survient, son évolution est bien précaire en raison des accidents qui la menacent dès le début, et particulièrement à l'époque où l'utérus gravide redresse sa courbure pour s'élever dans l'abdomen.

Aussi les fausses couches sont-elles très fréquentes dans les rétrodéviations, et surtout dans les rétroflexions, elles deviennent alors pour les femmes de nouvelles causes d'infection et de complications diverses.

DÉVIATIONS LATÉRALES. — Les déviations latérales sont loin d'avoir la même importance, elles sont fréquemment associées aux précédentes. Elles résultent généralement de conditions locales : adhérences péritonéales, brides du tissu cellulaire pelvien, qui attirent et fixent le corps utérin, ou de kystes tubaires, ovariens, parovariens, de collections situées dans le ligament large, de tumeurs fibreuses, etc., qui le refoulent du côté opposé.

Dans certaines malformations congénitales, le développement exagéré d'une corne utérine peut donner l'impression d'une flexion latérale de l'organe.

Quoi qu'il en soit, les versions ou flexions latérales de l'utérus ne provoquent guère de troubles graves. N'appuyant ni sur la vessie ni sur le rectum, ne comprimant aucun des organes de la région, elles peuvent facilement passer inaperçues.

Chez un grand nombre de femmes, on en découvre l'existence à l'occasion d'un examen gynécologique motivé par une circonstance quelconque, souvent indépendante de ces tumeurs.

Elles n'ont pas d'autre importance que celle des causes qui leur ont donné naissance. Les affections annexielles, les inflammations pelviennes, qui ont refoulé l'utérus, peuvent donner lieu à des phénomènes plus ou moins douloureux. Quand la déviation coïncide avec un développement insuffisant de l'organe, et une étroitesse exagérée du canal cervico-utérin, il en résulte de la dysménorrhée.

En dehors de ces cas, les déviations latérales de l'utérus n'offrent de l'intérêt qu'au point de vue du diagnostic. Lorsqu'on sent, au cours d'une exploration génitale, le corps de l'utérus dans un des plans latéraux du bassin, on est tenté de le prendre pour une tumeur annexielle ou pour un fibrome ; il suffira d'une exploration attentive pour éviter cette erreur. Dans les cas difficiles, l'introduction d'un hystéromètre — pratiquée, bien entendu, avec les précautions habituelles — permettra la confirmation immédiate du diagnostic.

Prophylaxie et traitement des déviations utérines. — Les déviations et les déformations congénitales étant généralement en rapport avec un développement incomplet de l'organe, il est permis de penser que ces anomalies coïncident avec un certain degré de faiblesse générale de l'économie. On pourra, sans doute, les prévenir dans une certaine mesure en assurant aux fillettes une hygiène irréprochable et en facilitant leur croissance par la vie au grand air, une bonne et saine alimentation, ainsi que par des exercices appropriés.

On accordera la plus grande attention aux troubles des premières menstruations : irrégularités, ménorragies, dysménorrhée, et on s'efforcera d'instituer un traitement aussi précoce que possible, tendant à relever l'état général des jeunes filles.

Le traitement local est limité aux massages, dont on n'use pas assez en pareil cas; ils sont d'une efficacité réelle, et peuvent non seulement redresser l'utérus dévié, mais faciliter son développement. On y joindra la gymnastique, les frictions, l'hydrothérapie, et tout ce qui sera de nature à tonifier l'organisme.

Dans les versions ou flexions consécutives aux maladies utérines et annexielles, le repos prolongé, des saisons d'eaux, des bains fréquents amèneront à la longue un apaisement qui permettra l'emploi de pansements locaux, de massages faits avec de grandes précautions, et plus tard de pessaires appropriés, de Dumontpallier ou de Hodge. Les premiers suffisent quand il s'agit de versions, souvent même dans les antéflexions; mais le pessaire de Hodge est infiniment préférable pour les rétroflexions

L'application du pessaire sera toujours précédée du redressement de l'organe. Celui-ci doit être tenté avec prudence, surtout lorsqu'il existe des brides et des adhérences qui fixent l'utérus.

Dans les formes graves, qui constituent pour la femme une véritable infirmité, on pourra conseiller une intervention chirurgicale.

Prolapsus utérin.

Le prolapsus utérin appartient à peu près exclusivement à la chirurgie. L'hygiène et la thérapeutique médicale ne peuvent pas faire grand'chose pour le prévenir et peuvent encore moins espérer le guérir.

Étiologie. — Les grossesses répétées, le surmenage physique, les efforts, la station debout, les déchirures du périnée, sont considérés par tous les auteurs comme ses causes déterminantes habituelles, mais, ainsi que le fait remarquer très judicieusement G. Richelot[1], ces divers éléments n'agissent que chez des femmes prédisposées : l'abaissement de l'utérus peut se produire en dehors de toutes ces circonstances chez des femmes qui n'ont jamais eu d'enfants, et même chez des vierges.

La cause fondamentale du prolapsus comme celle de la plupart des ptoses, réside dans un relâchement des tissus fibreux et musculaires que l'on observe principalement chez les *neuro-arthri-*

---

1. G. Richelot, *La chirurgie de l'utérus.*

tiques. Aussi le voit-on coïncider fréquemment avec d'autres déplacements de viscères.

Symptômes et diagnostic. — L'abaissement de l'utérus peut se produire assez rapidement, sous l'influence d'une chute, d'un effort violent, le plus souvent il apparaît peu à peu d'une manière lente et progressive.

Longtemps avant qu'il soit appréciable, les femmes se plaignent de tiraillements dans les reins, de pesanteur dans la partie inférieure de l'abdomen, sur le périnée et presque dans les aines. A la suite de fatigues, elles éprouvent de véritables douleurs qui les obligent à s'immobiliser alors que l'examen local ne révèle que des changements bien peu accentués.

Quelques malades ont une sensation très nette du relâchement de leurs divers organes, il leur semble que leurs viscères abdominaux et pelviens tendent à s'échapper par les voies inférieures. Cette impression s'accompagne d'une véritable angoisse qui les empêche de marcher, de se livrer au moindre travail.

Bientôt on voit apparaître à la vulve la muqueuse du vagin qui fait saillie dans la station debout, ou même dans la position horizontale sous l'influence du plus petit effort. C'est le plus souvent la paroi antérieure qui sort la première sous la forme d'une boule un peu irrégulière (*colpocèle antérieure*), plus rarement le phénomène débute par la paroi postérieure (*colpocèle postérieure*). Au bout de peu de temps la double colpocèle est la règle.

La vessie, le rectum suivent les parois vaginales

et tombent jusqu'à l'orifice vulvaire (*cystocèle et rectocèle*).

L'abaissement du rectum n'a pas une action très prononcée sur les gardes-robes, tandis que le prolapsus de la vessie entraîne un certain degré d'incontinence qui cause une grande gêne aux malades. L'urine s'écoule goutte à goutte, souillant les grandes lèvres et la région supérieure des cuisses où elle amène une violente irritation. On observe souvent dans ces conditions une infection ascendante de la vessie et de l'appareil urinaire.

Enfin l'utérus, précédé ou non de la vessie et du rectum, descend dans la partie inférieure du bassin, et fait saillie à la vulve. Il peut sortir presque en totalité, descendant jusqu'au tiers supérieur des cuisses. Il est presque toujours congestionné et d'un volume au-dessus de la normale. Sous l'influence des frottements, le col s'ulcère rapidement, et la cavité utérine peut s'infecter secondairement. Il survient alors des douleurs, des ménorragies qui rendent la situation encore plus pénible.

Le prolapsus ne parcourt pas fatalement les diverses étapes qui viennent d'être indiquées; les phénomènes peuvent rester stationnaires à une phase quelconque de son évolution.

C'est ainsi que chez certaines femmes les lésions sont longtemps limitées à de simples colpocèles peu prononcées. Parfois même, il n'existe qu'une saillie anormale du bulbe du vagin, qui est le siège d'une sensibilité assez vive et persistante.

Prophylaxie et traitement. — Dans la grande

majorité des cas, le prolapsus exige un traitement chirurgical. Il n'est justiciable de l'hygiène que dans ses formes initiales, rudimentaires ou, plus tard, lorsque les lésions sont trop avancées, ou les malades trop peu résistantes pour qu'une opération chirurgicale soit possible.

Il est difficile de prévoir et de prévenir le prolapsus génital. On ne peut lui opposer d'autres mesures prophylactiques que les règles communes de l'hygiène générale et locale.

En combattant chez les jeunes femmes le *neuro-arthritisme* par un régime alimentaire approprié, par l'hydrothérapie, on les mettra dans une certaine mesure à l'abri de ces accidents.

Dès que l'on constate un certain relâchement de la paroi abdominale, des ligaments fibreux, une mobilité anormale de l'utérus coïncidant ou non avec diverses phases viscérales, on prescrira l'usage d'une ceinture, on aura recours à des massages prolongés, en même temps qu'on mettra les femmes en garde contre tout exercice violent.

L'emploi d'un pessaire pourra avoir quelque utilité, à cette période, lorsque l'utérus aura quelque tendance à descendre dans le bassin ; on choisira, selon les circonstances, un anneau de Dumontpallier, les pessaires de Hodge, les pessaires en traîneau, etc.

Contre la simple colpocèle on conseillera, pour calmer l'irritation locale, des lotions émollientes, des bains sur le bidet, que l'on fera suivre de l'introduction de tampons de gaze stérilisée, imbibés de glycérine au tanin, ou de la columnisation du vagin. A chaque pansement on fera des injections astringentes au tanin, à l'alun, etc.

Ces moyens permettent quelquefois de soulager les malades pendant longtemps, et même d'améliorer leur état.

Mais si les phénomènes d'abaissement s'accentuent, il serait dangereux de laisser cette situation se prolonger : on conseillera une opération aussi prompte et aussi complète que possible, dont le choix appartiendra au chirurgien.

Si les divers moyens de fixation de l'utérus paraissent inapplicables, l'hystérectomie pourra devenir nécessaire, dans les cas graves.

Lorsque l'état des malades ne permet pas une intervention, on devra se contenter du traitement médical. Si ingrat que soit dans ces conditions le rôle du médecin, il pourra rendre encore de réels services.

On essaiera de réduire l'utérus prolabé et de le maintenir à l'aide d'un *hystérophore* (pessaire à tige), que l'on retirera de temps à autre pour assurer dans la mesure du possible les soins de propreté qui sont indispensables. On fera de grandes injections au borate de soude et au tanin.

On combattra l'irritation des premières voies génitales à l'aide de lotions, de bains locaux suivis d'onctions sur les lèvres de la vulve avec une pommade à l'oxyde de zinc et de poudrage.

Quand des appareils de ce genre ne sont pas tolérés, les malheureuses femmes sont réduites à soutenir leur utérus à l'aide de simples garnitures bien serrées qu'elles portent entre les cuisses.

C'est dans ces cas que les soins locaux doivent être assurés minutieusement : lotions après les mictions et garde-robes, bains locaux fréquents, etc.

On placera sur les organes prolabés une épaisse couche d'ouate ou de gaze stérilisée qui les protégera contre les frottements.

Toutes ces précautions seront le plus souvent insuffisantes pour prévenir l'infection.

TROISIÈME PARTIE

LES INFECTIONS GÉNITALES

CHAPITRE I

Vulvites.

Les affections des premières voies génitales ont une pathogénie plus complexe que celle des organes profonds. Par sa portion cutanée, l'orifice vulvaire participe aux maladies du tégument externe, en même temps que sa muqueuse l'expose aux infections diverses qui envahissent l'appareil génital.

A côté d'*infections exogènes*, parmi lesquelles la *blennorragie* occupe la place la plus importante, on constate l'influence manifeste et fréquente d'*infections endogènes* sans spécificité bien déterminée, et qui sont dues aux nombreux microbes constatés à l'entrée des premières voies génitales. La malpropreté favorisant l'accumulation de débris épithéliaux entre les lèvres de la vulve, et les traumatismes qui irritent la muqueuse, sont les causes déterminantes les plus habituelles de ces infections endogènes.

Les vulvites s'observent au cours de diverses maladies infectieuses : rougeole, variole, varicelle, diphtérie; ou bien elles sont la détermination locale d'une infection mal définie, susceptible de localisations diverses : *aphtes, impétigo, herpès*. Quelquefois elles sont consécutives à des altérations cutanées des grandes lèvres : *eczéma, prurigo* (chez les diabétiques surtout).

Le plus souvent elles sont imputables à l'*infection blennorragique*. Enfin elles peuvent être dues à des *infections banales, sans spécificité*.

I. *Vulvites des maladies infectieuses.* — Elles sont connues depuis longtemps, et répondent à différents types cliniques, qui peuvent varier pour la même maladie.

Elles sont fréquentes surtout au cours de la *rougeole*, où elles peuvent se montrer sous la forme de vulvites simples, ou de vulvites plus intenses, pouvant aller jusqu'à la *gangrène* de la vulve.

Dans les variétés les plus bénignes, le phénomène dominant consiste dans un suintement gris-jaunâtre, qui tache légèrement le linge, et s'accompagne d'une cuisson locale modérée.

L'examen révèle un peu de rougeur de la muqueuse, qui se prolonge également sur le revêtement cutané des grandes lèvres, et des débris épidermiques entre les grandes et les petites lèvres.

A un degré plus accentué, on voit, dès l'ori-

gine, sur les lèvres de la vulve, des plaques grisâtres ou noirâtres, qui aboutissent rapidement au
sphacèle, et dont l'élimination fait place à des ulcérations plus ou moins étendues, qui peuvent donner
lieu à des cicatrices déformant plus tard l'orifice.

Au cours de la *varicelle* et de la *variole*, il n'est
pas rare d'observer une inflammation violente,
avec sécrétion muco-purulente, coïncidant ou
non avec la présence, sur les lèvres, de pustules
varioliques ou varicelleuses. La gangrène est
beaucoup plus rare dans ces cas.

On a signalé également des vulvites chez les
fillettes atteintes de *coqueluche*.

Dans la *diphtérie*, les lésions revêtent franchement le caractère spécifique propre à la maladie,
elles consistent en des fausses membranes analogues à celles de la gorge.

La pathogénie de ces vulvites n'est pas d'une
interprétation très facile; quoi qu'il en soit, la
notion de leur fréquence au cours des maladies
infectieuses et en particulier des fièvres érup-
tives, exige une surveillance toute spéciale, qui
entraînera les soins appropriés.

Prophylaxie et traitement. — Dès qu'on sur-
prend un suintement accompagné de rougeur
insolite de la vulve, on doit recourir à des lavages
à l'eau bouillie, en se servant de coton hydrophile
jeté chaque fois. On ajoutera à l'eau un peu
d'acide borique (1 cuill. à soupe pour 1/2 litre),
ou de la liqueur de Labarraque (1 cuill. à soupe
par litre).

Si l'inflammation s'accompagne de plaques violacées ou grisâtres, de sécrétions fétides, on ajoutera à l'eau des lavages 1 ou 2 cuillerées à soupe d'eau oxygénée à 12 volumes pour 1/2 litre, et on fera, sur les parties malades, des attouchements à l'aide d'un petit tampon d'ouate imbibé d'eau oxygénée pure.

Dans ces cas, on devra laisser entre les lèvres un tampon d'ouate ou de gaze stérilisée.

II. *Impétigo de la vulve.* — L'*impétigo* de la vulve se distingue de l'*herpès* et des *aphtes* en ce que les éléments éruptifs sont purulents dès l'origine. Ils peuvent se montrer d'emblée sur les grandes et sur les petites lèvres, ainsi que sur la région voisine des cuisses. Parfois ils procèdent par poussées successives accompagnées de petits malaises et même de mouvements fébriles.

L'impétigo s'annonce par une cuisson très prononcée et par un suintement muco-purulent plus ou moins abondant. Il existe autour de chaque élément un petit bourrelet rouge assez prononcé ; quand les boutons sont confluents, la rougeur est beaucoup plus diffuse.

Traitement. — Le traitement doit avoir pour but de nettoyer à fond les parties malades, et d'éviter les contacts qui peuvent provoquer des inoculations de voisinage et étendre le mal.

De simples lavages ne suffisent pas : il est bon de faire couler un véritable jet d'eau bouillie, sans pression exagérée, que l'on dirigera de haut en bas, obliquement, de manière à éviter d'envoyer le jet dans le vagin et de faire remonter le pus vers le col utérin.

On se servira d'eau bouillie simple, d'eau salée à 7 ou 8 grammes pour 1 000 (sérum physiologique) ou d'eau de guimauve, préparée au moment de s'en servir, et refroidie en vase clos.

A mesure que l'irritation s'atténuera, on ajoutera à l'eau une substance antiseptique (sublimé à 1/2000e, puis on interposera soigneusement un peu de gaze entre les lèvres, en maintenant sur la vulve un pansement humide (ouataplasmes par exemple).

Lorsque les sécrétions auront diminué ou disparu, on fera des pansements secs avec talc et oxyde de zinc.

III. *Vulvite aphteuse de l'enfance*. — C'est une affection spéciale à l'enfance (Brocq), difficile à distinguer de l'herpès vulvaire, dont elle ne diffère que par les dimensions des éléments éruptifs.

Assez fréquente au cours de la rougeole (Parrot), on peut la rencontrer dans d'autres circonstances, quelquefois sous la forme de petites épidémies.

D'abord vésiculeuse, puis ulcéreuse, elle peut aboutir à des plaques limitées de gangrène.

Plus ou moins confluentes, les vésicules ont de 1 à 4 millimètres de diamètre environ; elles ne provoquent qu'un peu de cuisson, rarement un léger malaise général.

Au bout de trente-six à quarante-huit heures, elles donnent lieu à des ulcérations arrondies, cupuliformes, à fond gris jaunâtre, atteignant, par la fusion de plusieurs vésicules, de 1 à 3 centimètres de diamètre, entourées d'une bordure rouge tuméfiée, qui s'accompagne d'une infiltration œdémateuse d'étendue variable. A cette période, les lésions sont le siège d'une vive cuisson, il existe souvent un peu de fièvre.

La durée de la maladie est de dix à douze jours environ. La gangrène est généralement évitée quand les lésions sont traitées dès le début.

Parrot préconisait l'usage des pansements secs, avec de l'iodoforme en poudre, les parties malades étant séparées par des lanières de gaze ou par de l'ouate.

Brocq[1] conseille de faire précéder ces pansements de lavages à l'eau boriquée.

On peut employer aussi les attouchements avec de l'eau oxygénée à 12 volumes, suivis de pansements secs, après qu'on a bien essuyé.

IV. *Herpès vulvaire.* — L'herpès vulvaire est plus banal, puisqu'on l'observe à tous les âges et dans les conditions les plus variées.

Il peut être symptomatique de certaines maladies, la pneumonie, par exemple, mais très rarement. Il s'accompagne quelquefois de fièvre, et apparaît comme l'un des éléments d'une maladie générale spéciale que quelques auteurs ont appelée *la fièvre herpétique* (Parrot, Landouzy).

Mais on l'observe aussi à la suite de traumatismes (coït, etc.), au cours de la leucorrhée simple, de la blennorragie, comme s'il était dû à l'irritation locale. Chez certaines femmes, il accompagne la menstruation, tantôt régulièrement, tantôt d'une manière capricieuse. Doit-on

1. Brocq, *Traitement des maladies de la peau*, Paris, 1892.

l'attribuer dans ces cas à une irritation locale provoquée par l'écoulement menstruel ou l'éréthisme génital? Il est difficile de répondre à cette question, mais il ne faut pas oublier que l'herpès apparaît fréquemment sur d'autres régions du corps (nez, lèvres, conjonctives), à l'occasion de la menstruation.

Herpès vulvaire confluent. — L'herpès peut survenir inopinément ou s'accompagner de malaises généraux. Les grandes et les petites lèvres [1] rougissent, se tuméfient; elles sont le siège de cuisson, de brûlure.

Les vésicules apparaissent, plus ou moins confluentes, rarement disséminées, plus souvent par groupes, quelquefois sous la forme d'un semis très serré. Quand elles sont rapprochées, elles recouvrent les grandes et les petites lèvres d'une véritable fausse-membrane grisâtre qui se prolonge jusqu'à l'anus (*vulvite couenneuse* de Bruneau).

Les douleurs sont alors assez vives pour empêcher les malades de marcher. Il se produit parfois, dans ce cas, un écoulement muco-purulent très fétide. Les fausses membranes se détachent, laissant, au-dessous d'elles, des ulcérations *arrondies*, régulières, qui succèdent à des vésicules isolées, *polycycliques*, répondant à des groupes de vésicules, ou *larges* et *irrégulières*, en rapport avec les fausses membranes. Au moment de la cicatrisation, les lésions sont encadrées d'un liseré

1. L. Brocq, *loc. cit.*

rouge; plus tard, il persiste, au niveau des points malades, une saillie simulant une plaque syphilitique.

HERPÈS RÉCIDIVANT. — Moins confluent, moins intense, l'herpès apparaît par petites poussées régulières, quelquefois périodiques (menstruelles), ou se reproduisant sous l'influence des mêmes causes habituelles (coït, fatigues, excès de table, blennorragie, etc.).

Traitement. — Il faut insister sur une hygiène très sévère. On évitera les écarts de régime et les écarts de conduite, les excès de tout genre. On prendra des soins minutieux de propreté, surtout avant et après les rapports sexuels.

Localement, contre les poussées d'herpès, on emploiera les topiques émollients : cataplasmes de fécule faits à l'eau boriquée, lotions à l'aide de décoctions de têtes de camomille ou de pavots, puis onctions au coldcream ou à la pâte de zinc (lanoline, vaseline, oxyde de zinc, ãã 10 gr.), plus tard poudre d'oxyde de zinc et de talc, en isolant les parties malades.

Contre l'herpès récidivant, on fera, dans l'intervalle des poussées, des lotions astringentes au sulfate de zinc, et même des attouchements à l'aide de solutions de nitrate d'argent à 1/50e.

V. *Vulvite blennorragique.* — Sa fréquence, à tout âge est beaucoup plus grande qu'on ne le pense généralement. Chez la petite fille elle est habituellement la seule manifestation de la blennorragie. Rarement isolée chez la femme, elle coïncide avec l'urétrite, la vaginite, et souvent la métrite.

Chez l'enfant, elle résulte presque toujours d'une contagion *familiale, scolaire* ou *hospitalière* (Marfan), son origine *vénérienne* est heureusement exceptionnelle, et c'est sans doute à l'absence de traumatismes locaux qu'est due la localisation vulvaire de l'infection.

Elle se caractérise par de la rougeur, des démangeaisons, puis par des sensations de cuisson qu'exagère la miction, par des plaques d'érythème sur les grandes lèvres et la partie supérieure des cuisses. L'écoulement est franchement purulent, parfois verdâtre. Au bout de quelques semaines, l'inflammation diminue, les sécrétions sont moins chargées de pus, mais plus abondantes.

Il existe quelquefois une très vive irritation de l'urètre, la muqueuse tuméfiée forme à son orifice un bourrelet rouge qui saigne facilement; les petites hémorragies qui en résultent sont imputées, à tort, à l'utérus (J. Comby). Chez la femme il est aisé de constater l'urétrite, l'inflammation des glandes du vestibule, et même l'infection des glandes de Bartholin.

La blennorragie des petites filles est souvent confondue avec les inflammations banales de la vulve, mais on peut en faire le diagnostic par l'examen microscopique. Cette recherche s'impose, car il est indispensable d'instituer le plus tôt possible un traitement destiné à guérir la vulvite blennorragique, et à prévenir ses complications qui peuvent survenir, soit par *propagation : bartholinite, blennorragie ano-rectale, cys-*

tite, métrite, salpingo-ovarite et *péritonite*; soit par *inoculation à distance*: *ophtalmie purulente*; ou bien encore par *infection généralisée*: *arthrites blennorragiques, endocardite, éruptions diverses*, etc.

Prophylaxie et traitement. — La prophylaxie consiste à mettre l'enfant à l'abri des causes de contagion en lui assurant l'usage exclusif des divers objets servant à sa toilette, en ne lui permettant pas de partager le lit d'une autre personne, et en évitant tout contact suspect.

Dès que le diagnostic de la blennorragie sera établi, on aura recours à des lavages au permanganate de potasse à 1/10 000ᵉ ou au 1/5 000ᵉ renouvelés trois ou quatre fois par jour. Sans introduire la canule dans le vagin, on la tiendra à quelques centimètres de la vulve, et un peu obliquement, de manière à bien déterger les surfaces atteintes, sans porter l'infection dans le vagin et sur l'utérus. On peut employer également des solutions d'acide picrique à 1/200ᵉ.

Après les lavages on interposera entre les lèvres une mèche de gaze pour séparer les surfaces malades.

Plus tard on fera dans le vagin des instillations de nitrate d'argent à 1/100ᵉ, de protargol à 1/50ᵉ et même de collargol à 1/20ᵉ.

VI. *Vulvites banales (saprophytiques).* — La notion de la vulvite blennorragique ne doit pas faire oublier qu'il existe fréquemment, à tout âge, *des inflammations banales de la vulve*, dues à l'action des nombreux microbes qui pullulent à l'entrée des premières voies génitales.

Ces vulvites surviennent généralement sous l'influence de causes occasionnelles, parmi lesquelles *le traumatisme* tient la première place (*défloration, introduction de corps étrangers, manœuvres érotiques, grattages*, etc.).

Le contact permanent de l'urine chez les personnes atteintes de fistules vésicales ou de prolapsus, et chez les petites filles la présence de poussières, de sable, agissent de la même façon. A tout âge, les *soins insuffisants de propreté* sont une cause fréquente de vulvite, surtout chez les personnes grasses dont les sécrétions sébacées s'accumulent entre les grandes et les petites lèvres. Diverses maladies peuvent également être des causes de vulvite, en provoquant une irritation de la surface cutanée des grandes lèvres (*diabète, eczéma, prurigo*, etc.).

Les démangeaisons, la cuisson, la rougeur en sont les principaux symptômes. Quelquefois l'inflammation est assez violente pour donner lieu à un écoulement muco-purulent accompagné de brûlures à la miction, et qu'on pourrait prendre pour un écoulement blennorragique. Il est aussi aisé qu'indispensable de l'en distinguer par un examen microscopique.

Prophylaxie. — L'habitude d'une propreté minuticuse constitue le meilleur moyen de prévenir les vulvites. On doit accoutumer dès le bas âge les enfants à se laver avec soin; les mères ont le devoir de les surveiller tout particulièrement à ce point de vue et de les mettre en garde contre les traumatismes de tout genre.

Traitement. — Dès les premiers symptômes de vulvite, on aura recours aux lotions émollientes (décoctions de pavots et de guimauve alcalinisées), puis on fera des onctions avec de la vaseline simple ou additionnée d'oxyde de zinc, et on poudrera de talc et d'oxyde de zinc.

La vulvo-vaginite consécutive à la défloration n'exige pas un traitement minutieux : les lotions, les bains locaux et généraux, le repos local, en constituent la base essentielle.

Les lotions seront renouvelées plusieurs fois par jour, principalement après chaque miction, car l'urine, qui souille la plaie vulvaire, contribue à l'irriter et à augmenter la cuisson.

Si la douleur est très vive, on pourra recourir à des décoctions de fleurs de sureau, de pavots ou de racines de guimauve, préparées au moment de s'en servir, mais l'eau bouillie simple est généralement suffisante. Il n'est pas nécessaire que sa température dépasse 38° ou 39°.

On peut y ajouter une substance antiseptique, à condition que celle-ci ne soit pas irritante : la boricine, l'acide borique, le biborate de soude suffisent généralement.

La lotion doit être, autant que possible, accompagnée d'un bain local prolongé sur la cuvette, sur le bidet, ou sur un bain de siège. A l'aide de coton hydrophile imbibé d'eau bouillie, on aura soin de laver tous les plis de la vulve, et particulièrement les surfaces cruentées.

Après avoir bien essuyé toute la région, on fera des onctions à la vaseline pure ou additionnée d'oxyde de zinc [1] à 1/5°. En cas de cuisson très vive, on ajoutera à cette pommade un peu de cocaïne [2] ou de stovaïne [3].

Un grand bain à 36°, tous les jours ou tous les deux ou trois jours, produit les meilleurs effets.

Le repos local, pendant quelques jours hâtera la cicatrisation.

Dès cette époque, l'hypersécrétion cervicale et l'irritation de la muqueuse vaginale réclament l'emploi des injections. On conseillera de faire passer matin et soir, dans la position horizontale, lentement, sous faible pression, l'injecteur étant suspendu à 50 ou 60 centimètres du plan du lit, un ou deux litres d'eau bouillie à 38° ou 40°. Il n'est nullement nécessaire d'employer de l'eau très chaude, qui exagérera plutôt la sensation de cuisson dont souffre la femme.

Cette injection a surtout pour but de débarrasser le vagin des sécrétions qu'il renferme, et de calmer l'irritation de la muqueuse. Rien ne remplit mieux ce double but que les solutions alcalines. On peut ajouter à l'eau de la liqueur

1. Vaseline blanche . . . . 30 grammes.
   Oxyde de zinc 6   —
   Vaseline . . . . } āā 15 grammes.
   Lanoline . . . . }
   Oxyde de zinc   6   —

2. Chlor. de cocaïne . . . .   1 gramme.
   Vaseline . . . . } āā 15   —
   Lanoline . . . . }

3. Stovaïne . . . . 0,75 centigr.
   Vaseline . . . . } āā 15 grammes.
   Lanoline . . . . }

de Labarraque à la dose d'une cuillerée à soupe par litre, ou des paquets de borate de soude [1], de bicarbonate [2] de soude, et de chlorure de sodium, les solutions *isotoniques* étant beaucoup mieux supportées par les muqueuses.

Quelques jours plus tard on remplacera ces préparations par un mélange de tanin [3] et de borate de soude.

Lorsque toute inflammation a disparu, l'usage systématique des injections n'est plus nécessaire. M. le Dr J.-L. Championnière [4] a justement insisté sur les inconvénients que présente l'abus des injections : elles empêchent parfois la fécondation, et, souvent mal faites, elles apportent sur le col des éléments d'infection.

Aussi doit-on accoutumer les femmes à faire les injections correctement, et d'une manière aseptique : le récipient contenant le liquide, la canule en verre ou en caoutchouc souple, à plusieurs orifices, seront lavés à l'eau bouillante et gardés à l'abri des poussières. Il est préférable de main-

Formules pour injections vaginales alcalines :

1. Borate de soude.................. 25 grammes.
   Chlorure de sodium............. 15   —
      Pour 2 litres d'eau.

2. Bicarbonate de soude............. 30 grammes.
   Chlorure de sodium............. 15   —
      Pour 2 litres d'eau.

3. Borate de soude.................. 25 grammes.
   Tanin de................ 6 gr. à 10   —
      Pour 2 litres d'eau.

4. J.-L. Championnière, *Presse médic.*, 1904.

tenir en permanence la canule dans une solution antiseptique (sublimé à 1/1 000° ou acide phénique à 1/25°). L'eau destinée aux injections sera soigneusement bouillie pendant 15 ou 20 minutes.

La femme sera couchée, soit sur un appareil spécial — on en trouve actuellement dans le commerce, sous la forme de chaises longues avec bidet au milieu, par exemple, — soit, plus simplement, en travers de son lit, sur une toile de caoutchouc fixée à l'aide d'épingles anglaises, recouvrant 1/3 environ de la largeur du lit, et pendant sur l'un des côtés, presque jusqu'à terre ; on place cette extrémité dans un seau de toilette, de chaque côté duquel on installe une chaise. La femme appuie un pied sur chaque chaise, elle glisse doucement de manière à ce que le siège repose sur la toile cirée et dépasse légèrement le bord du lit, afin d'assurer une pente vers le récipient. L'injecteur étant suspendu à 50 centimètres environ du plan du lit, il ne reste qu'à introduire la canule, sans violence, sans brusquerie, et on laisse passer l'eau qui, du vagin, s'écoule complètement dans le seau.

Cette technique s'applique facilement à toutes les injections, quel que soit le liquide employé. Si l'on tient à distendre la cavité du vagin et à y faire séjourner la solution, ou si l'on veut faire des injections prolongées, on peut employer les appareils à double courant et en particulier celui de Dalché.

CHAPITRE II

Vaginites.

1. —. L'inflammation du vagin coïncide presque toujours avec celle de la vulve : elle peut néanmoins exister isolément, ou prédominer d'une manière assez accentuée pour attirer seule l'attention.

Elle résulte souvent de causes banales telles que : *traumatismes* divers, *déchirures* produites par *le coït* ou par *l'introduction d'instruments*, *brûlures* consécutives à des *injections trop chaudes ou irritantes*, lésions dues à la présence de *corps étrangers* : pessaires, fragments de canules, objets introduits intentionnellement ou accidentellement dans la cavité vaginale; accumulation de *débris épithéliaux* et de *caillots sanguins* occasionnée par des soins de propreté insuffisants, etc.

En dehors de ces causes, la vaginite est très fréquente au cours *de la grossesse*; elle est liée vraisemblablement aux troubles de la circulation locale et à des modifications des sécrétions.

Quelquefois l'inflammation du vagin est provoquée ou entretenue par *les écoulements* qui suintent *du col utérin*.

Mais la cause la plus commune de la vaginite est la *blennorragie*, aussi bien dans ses *formes chroniques* que dans ses *formes aiguës*. Chaque fois que l'on constate une inflammation du vagin, on doit la tenir pour suspecte, si elle n'est pas liée à une cause locale bien évidente.

Les symptômes de la vaginite sont, en général, assez nets et le diagnostic en est facile : la cuisson, l'écoulement leucorrhéique, la rougeur de la muqueuse, sa desquamation partielle, les ulcérations dont elle peut être le siège, ne laissent aucun doute sur l'existence de la maladie. Sa nature est le plus souvent révélée par l'examen local. Dans les cas douteux, *il est indispensable de recourir à l'examen microscopique des sécrétions*, le *gonocoque* se rencontrant plus d'une fois dans les formes les plus anodines de cette affection.

On a décrit diverses variétés de vaginites, suivant qu'elles sont superficielles (*vaginite catarrhale*), ou qu'elles atteignent le chorion muqueux, déterminant la desquamation de la muqueuse (*vaginite exfoliante*). l'hypertrophie des papilles du chorion muqueux (*vaginite granuleuse*, etc.).

Ces particularités anatomiques n'ont pas un grand intérêt pratique.

Il faut signaler cependant une complication que l'on observe assez fréquemment après la ménopause. A la suite de vaginites, saprophytiques ou autres, on constate la formation de *brides*, dues à une rétraction du tissu cellulaire sous-muqueux, qui cloisonnent le vagin transversalement, et quelquefois même en plusieurs points. Cette disposition pourrait être comparée aux diaphragmes que l'on voit sur certains instruments d'optique. Elle favorise l'accumulation des sécrétions et par suite l'infection locale.

Prophylaxie. — Il est inutile d'insister ici sur les mesures propres à prévenir la vaginite blennorragique, qui se confondent avec la prophylaxie générale de l'infection gonococcique.

L'introduction de corps étrangers est assez facile à éviter; il ne faut pas oublier toutefois que des *débris de canules*, de *thermomètres* ou de *sondes*, peuvent séjourner dans le vagin à l'insu des malades. Il n'est pas rare de trouver, dans l'un des culs-de-sac vaginaux, des fragments de verre n'occasionnant aucune douleur, et dont la présence n'était révélée que par l'inflammation vaginale. Plus fréquemment, on y rencontre des pessaires oubliés, parfois même depuis plusieurs années.

Il est donc prudent d'explorer le vagin chaque fois qu'une canule ou un thermomètre a été cassé dans sa cavité.

On abuse couramment des *injections trop chaudes* ou additionnées de *substances irritantes*, sous prétexte d'antisepsie; elles sont la cause fréquente des vaginites que l'on observe particulièrement au voisinage de la ménopause, ou même plus tard. Il suffit d'être prévenu de leurs inconvénients pour les éviter.

Toute personne portant un *pessaire* doit faire des injections quotidiennes et, à des intervalles de quinze ou vingt jours, il est utile qu'elle le retire, pour le nettoyer.

Traitement. — Quand la vaginite est due à une cause locale, il faut tout d'abord supprimer cette cause : injections trop chaudes ou irritantes, traumatismes, etc. On enlèvera également les corps étrangers qui auraient pu être introduits dans le vagin; cette extraction n'est pas toujours très facile, quelques-uns d'entre eux étant en quelque sorte incrustés dans la paroi. C'est ainsi qu'on trouve parfois de vieux pessaires en partie recouverts de sels calcaires, qui les fixent à la muqueuse.

Puis on a recours à de grands lavages locaux renouvelés trois ou quatre fois dans les vingt-quatre heures.

S'il s'agit de plaies résultant de corps étrangers ou de vieilles vaginites fétides, *ab incuriâ*, on peut d'emblée employer l'acide picrique, 1 p. 100, le permanganate de potasse (1/2000), l'eau oxygénée (2 à 3 cuillerées à soupe d'eau oxygénée à 12 volumes pour 1 litre d'eau), et on fait chaque jour des attouchements à l'eau oxygénée pure.

La vaginite simple des femmes enceintes est très rapidement améliorée par des injections alcalines (liq. de Labarraque) ou même par le permanganate de potasse.

L'eau oxygénée, en raison de son acidité, serait plutôt irritante.

Dans tous les cas, d'ailleurs, où la souffrance est vive et les réactions locales très aiguës, il faut avant tout calmer la douleur à l'aide de bains fréquents, d'injections émollientes (décoctions de racines de guimauve, ou de pavots et de guimauve) légèrement alcalinisées.

Cette pratique doit être également adoptée pour

la blennorragie. Les antiseptiques sont mal supportés dans sa période aiguë : même à faible dose ils augmentent très souvent l'irritation locale, tandis que les préparations émollientes amènent un apaisement rapide , qui permet d'instituer bientôt un traitement plus rationnel (permanganate de potasse à 1/4 000ᵉ ou acide picrique à 5 p. 1 000ᵉ).

II. *Vaginisme.* — On donne le nom de *vaginisme* à une *contracture spasmodique douloureuse du canal vulvo-vaginal*, provoquée par une hyperesthésie toute spéciale des organes génitaux.

Cet accident se produit au cours de diverses affections douloureuses de l'appareil génital ou des organes voisins, mais il ne s'observe pas indistinctement, chez toutes les femmes, pour des lésions similaires ; il exige une *prédisposition* causée par une *excitabilité nerveuse spéciale.*

La cause la plus habituelle du vaginisme réside dans une inflammation de la vulve et du vagin. Il s'agit ordinairement de la vulvo-vaginite qui succède à la défloration. Soit que l'hymen ait, chez certaines femmes, une résistante plus grande, soit que l'érection pénienne soit insuffisante, la membrane n'est pas complètement déchirée lors des premiers rapports sexuels : il se produit *de simples excoriations, de petites fissures*, dont les bords s'irritent, et deviennent le siège d'une sensibilité excessive ; de nouvelles tentatives d'intromission ne font qu'exagérer l'inflammation locale et les douleurs. Le spasme réflexe qui se produit empêche toute pénétration, et les réactions nerveuses s'accroissent en raison même de la répétition des efforts et de leur insuccès.

Ces accidents peuvent survenir lorsque la vulvo-vaginite est due à l'action banale des microbes que l'on rencontre à l'entrée des voies génitales, mais ils sont beaucoup plus fréquents au cours de la *blennorragie*, surtout lorsque celle-ci succède à la défloration.

Schrœder a signalé la prédisposition créée par une conformation spéciale de la vulve qui, chez certaines femmes, est située tout à fait en avant, débordant la symphyse, de manière à présenter tout d'abord l'orifice urétral au devant du pénis. La résistance de l'hymen fait porter l'effort principal sur la région urétrale qui, plus ou moins contusionnée, légèrement excoriée, devient le siège de l'inflammation et de l'hyperesthésie, qui provoquent le spasme douloureux.

Bien longtemps après la défloration, le vaginisme peut s'observer, au cours de vulvites ou de vaginites, chez des femmes mariées, et même chez des multipares.

Le point de départ du réflexe n'est pas forcément localisé à la vulve et au vagin. Certaines *lésions du col*, et en particulier *des déchirures*, plus rarement *des polypes*, des *rétroflexions douloureuses, quelques salpingo-ovarites* en prolapsus dans le cul-de-sac postérieur, sont quelquefois la cause d'accidents analogues.

Des polypes ou des fissures de l'urètre, une fissure anale, donnent lieu au même syndrome, et le diagnostic présente de réelles difficultés.

L'hyperesthésie et la contracture constituent les symptômes fondamentaux du vaginisme : l'un de ces phénomènes se présente parfois isolément, à l'exclusion de l'autre, mais le fait est exceptionnel.

Dans certains cas, l'hyperesthésie est généralisée à toute la vulve et même à l'anus. Le moindre attouchement, le simple contact du doigt, d'une canule à injection, réveillent immédiatement une douleur très vive.

Il suffit que la malade pense à l'introduction d'une canule, d'un spéculum, ou qu'elle appréhende un contact quelconque, pour que le spasme et la douleur reparaissent.

Parfois l'hyperesthésie est localisée à un point très limité de la vulve, de l'hymen, de l'orifice urétral, du col utérin ou d'un ovaire prolabé. On peut toucher les régions voisines sans provoquer de réactions spasmodiques, mais dès que le doigt effleure le point hyperesthésié, la douleur et la contracture apparaissent. Elles ont une durée et une intensité très variables : dans les formes les plus légères, elles persistent dix minutes, un quart d'heure ; souvent elles se prolongent durant des heures, comme la crise liée à la fissure anale, avec laquelle elles ont beaucoup d'analogie.

Le spasme est parfois limité au constricteur de la vulve ; généralement il s'étend au releveur de l'anus, ainsi qu'aux sphincters de la vessie et du rectum. Il est tellement prononcé qu'il est absolument impossible d'introduire, dans le vagin, un doigt ou une canule de très petites dimensions.

L'examen de la vulve, que rendent très difficile la crainte de la douleur et l'état nerveux des malades, ne révèle que de vulgaires signes de vulvo-vaginite, limités quelquefois à un peu de rougeur et d'épaississement des caroncules. On distingue rarement les fissures s'il en existe.

Ces accidents s'accompagnent fréquemment de troubles nerveux accentués : les malades, déjà très impressionnables, sont effrayées par les douleurs qu'elles ressentent, par les complications qui en résultent dans leur vie conjugale, et par la crainte d'une incurable stérilité.

Traitement. — Quelle que soit la nature de la maladie, l'irritation locale est la cause principale des accidents réflexes, qu'il importe avant tout de faire disparaître. Aussi devra-t-on s'abstenir de toute thérapeutique violente, dont l'action mécanique, physique ou chimique, pourrait réveiller ou aggraver les désordres locaux.

Il y a un grand intérêt à isoler les parties malades à l'aide de pansements introduits dans les premières voies génitales, mais si ces pansements sont trop douloureux, ils seront de nature à compromettre la guérison. Il en sera de même d'injections trop chaudes, ou composées de substances antiseptiques plus ou moins caustiques.

En pareil cas, dès que la sensibilité vulvaire s'est atténuée sous l'influence des émollients et des anesthésiques, on peut faire dans la cavité vaginale de petites injections d'acide picrique à 1/100ᶜ ou de permanganate de potasse à 1/4 000ᶜ, puis, en se servant d'une pince fine, on introduit

une mèche de gaze aseptique imbibée d'une solution d'acide picrique à 1/100e, de collargol[1] à 1/20e
ou enduite de vaseline cocaïnée à 1/20e.

A côté de ces cas où la maladie présente une
réelle gravité, il existe un grand nombre de
formes intermédiaires, atténuées, entre le fonctionnement normal des organes génitaux, et les
manifestations graves qui viennent d'être décrites.

Quelques femmes souffrent au moment du coït,
mais on n'attache pas toujours à ces accidents
toute l'importance qu'ils méritent. Il en résulte
cependant au point de vue *physique, moral* et
social, des complications sérieuses, que des soins
appropriés auraient pu prévenir. Aussi est-il indispensable d'instituer, dès le début, un traitement
minutieux, aussi prolongé que les circonstances
l'exigeront.

Il faut, avant tout, calmer l'irritation vulvo-vaginale et exiger dans ce but un repos local absolu.
On s'abstiendra même d'explorations répétées
ou prolongées, qui ne feraient que réveiller les
crises; les injections doivent être évitées à ce
moment, à cause des difficultés que présente
l'introduction de la canule.

On conseillera de grands bains quotidiens, et
plusieurs fois par jour des bains de siège, ou tout
au moins de petits bains locaux, sur le bidet
après chaque miction ou garde-robe, en se ser-

Solution avec :
1. Collargol...................... 1 gramme.
Eau distillée.................... 10 grammes.
Glycérine...................... 10 —

vant de décoctions de pavots et de racines de guimauve, préparées au moment de s'en servir.

Si la douleur est très vive et prolongée, on pourra faire suivre chaque lotion ou bain d'onctions avec une pommade à la cocaïne à 1/20ᵉ ou d'une pommade au collargol [1] à 1/20ᵉ.

Le repos local et les calmants amènent, en général, une détente au bout de trois ou quatre jours, et c'est alors seulement que l'on pourra commencer le traitement motivé par la maladie principale : injections, pansements vaginaux.

Plus tard il sera indispensable de prescrire l'hydrothérapie et les autres moyens propres à atténuer l'irritabilité du système nerveux.

CHAPITRE III

Pathogénie et étiologie des métrites.

1. *Historique.* — Toutes les métrites relèvent de l'infection. Avant la découverte des microbes pathogènes, quelques cliniciens avaient déjà soupçonné l'importance de la contagion. A ce point de vue, l'attention fut tout d'abord attirée par la mortalité effrayante que l'on voyait dans les Maternités, chez les sages-femmes, partout où des femmes en couches se trouvaient réunies.

1. Collargol.......................... 4 gramme.
   Vaseline .... 8 grammes.
   Lanoline........................... 12   —

Cette préparation très calmante et d'un excellent effet, a le grave inconvénient de tacher la région d'une manière très désagréable.

Lors de la célèbre discussion qui eut lieu en 1858, à l'Académie de Médecine, sur ce sujet, Trousseau, assimilant la plaie placentaire de l'accouchée à une plaie chirurgicale, disait que « quelque chose de spécifique s'ajoute à cette plaie ».

Tarnier avait montré le premier, en France, la nécessité d'isoler les accouchées. F. Siredey appliquait, dans son service d'accouchement et à la consultation gynécologique qu'il avait fondée à Lariboisière, les principes généraux de l'hygiène ; il éloignait des accouchées les élèves qui faisaient des autopsies ou des études anatomiques, et exigeait pour tous les soins donnés aux femmes une propreté minutieuse, qui constituait une innovation importante pour l'époque.

F. Widal fournit la preuve matérielle de l'infection, en montrant le streptocoque dans le sang des accouchées atteintes de fièvre puerpérale, et désormais la contagion, appuyée sur une base solide, ne fut plus guère discutée.

D'innombrables travaux ont été publiés depuis vingt ans sur la bactériologie génitale. Tous ont établi la *nature infectieuse* des métrites.

Dans une première période, les recherches de Doléris [1], de Winter, de M. Péraire [2], de Witte, de Schauta, etc., montrant la présence, dans les sécrétions vaginales et utérines des femmes malades, de colonies microbiennes nombreuses et variées, analogues à celles que l'on trouvait à

---

1. Doleris, *De l'endométrite et de son traitement* (*Nouv. Arch. de tocol. et de gynéc.*, Paris, 1887).
2. M. Péraire, *Des endométrites infectieuses*, th. Paris, 1889.

l'entrée d'organes génitaux sains, conduisaient à faire une part prépondérante aux *infections endo-gènes*.

Cependant la découverte du gonocoque dans le col utérin (Bumm), dans l'urètre (Steinscheider), et dans le pus des trompes (Orthmann, Schauta, E. Reymond [1], Wertheim, etc.), celle du bacille de Koch dans certaines ulcérations génitales, signalaient l'entrée en scène de microbes *exo-gènes*, qui se distinguaient des précédents par leur caractère nettement spécifique.

Depuis, Döderlein [2], puis Menge, Krœnig [3] ont montré que la plupart des organismes pathogènes qui séjournent dans le vagin y perdent peu à peu leur virulence et ne jouent qu'un rôle assez restreint dans les infections génitales.

J. Hallé [4] est arrivé aux mêmes conclusions, réservant une place pour les *anaérobies*, dont l'action ne se manifeste que dans certaines circonstances particulières (plaie, rétention placentaire, etc.); il considère comme à peu près inoffensifs la plupart des hôtes habituels du vagin, et n'accorde de véritable valeur pathogénique qu'au *gonocoque* et au *streptocoque pyogène*.

Certains auteurs, s'appuyant sur ces intéressants travaux, mettent en doute l'existence des

1. E. Reymond, *Anat. pathol. et bactériol. des salpingo-ovar.*, Paris, 1895.

2. Döderlein, *Das Scheidensecret. und seine Bedeutung für das puerperal Fieber*, Leipzig, 1892.

3. Menge und Krœnig, *Bakteriol. des gen. Kanals*, Leipzig, 1897.

4. J. Hallé, th. Paris, 1899.

infections *endogènes* et rattachent toutes les inflammations génitales à l'infection *puerpérale* ou *streptococcique* et à la *blennorragie*. Cette conception est trop schématique : assurément le *gonocoque* et le *streptocoque* tiennent une place prépondérante dans la pathogénie des affections utéro-annexielles, mais nos connaissances bactériologiques sont encore trop peu précises pour que l'on admette des conclusions aussi formelles.

Outre le *streptocoque* et le *gonocoque*, on a rencontré fréquemment, dans le pus de la cavité utérine et des trompes, le *staphylocoque doré* (Brieger), *le coli-bacille* (Krœnig), d'autres variétés de *staphylocoques* (Tunnerwaler et Gottschalk), *le pneumocoque* (E. Reymond), etc. Ces exemples suffiraient déjà pour empêcher d'attribuer au streptocoque une influence exclusive, et on peut se demander si les parasites habituels du vagin méritent toujours d'être tenus pour négligeables. Dans quelques cas, l'observation clinique nous montre l'apparition inopinée de *métrites vraies*, chez des vierges ou chez des femmes âgées, alors que rien n'autorise à incriminer une infection *exogène*.

La rétention momentanée du sang menstruel dans certains utérus antéfléchis ou rétrofléchis, la persistance prolongée d'écoulements leucorrhéiques, ne facilitent-elles pas aux germes l'accès de la cavité utérine, et ceux-ci ne trouveront-ils pas, dans des modifications locales que nous ignorons encore, des conditions qui pourront augmenter leur virulence?

Cette hypothèse est d'autant plus vraisemblable qu'elle est d'accord avec ce qui se passe au cours de certaines maladies infectieuses. Ne voit-on pas [1] la rougeole, la fièvre typhoïde, la grippe, s'accompagner de leucorrhée, d'irritation vulvo-vaginale, et même, parfois, de quelques réactions du côté de l'utérus? La fatigue, le froid, les excès de tout genre, la constipation prolongée, n'agissent-ils pas de la même façon?

Ce ne sont là, sans doute, que des causes prédisposantes, qui mettent la muqueuse utérine en état de réceptivité, mais il n'en faut pas davantage pour favoriser la pénétration des germes pathogènes et leur développement. Le plus souvent, d'ailleurs, ces *infections endogènes* ne présentent pas beaucoup de gravité. Ce sont surtout les *infections exogènes* que l'on doit redouter.

II. *Infections exogènes. Blennorragie.* — La *blennorragie* est le type le plus incontestable des *infections exogènes*, elle résulte toujours de la pénétration dans les voies génitales du *diplocoque de Neisser*, ou *gonocoque*. Celui-ci a pu s'introduire dans le vagin par une *contagion accidentelle*, résultant du contact de la vulve avec un objet souillé de *pus blennorragique* : linges, ustensiles de toilette, vases, sièges de cabinets d'aisances, doigts ou instruments (au cours d'une exploration médicale), etc. Dans l'immense majorité des cas, son importation est

---

1. Massin, *Zur Frage über Endometritis bei akuten infectiosen allgemeinen Erkrankungen (Arch. f. Gyn.*, 1891).

d'*origine vénérienne*. Elle peut provenir d'une *blennorragie masculine aiguë*, mais plus souvent elle a pour origine une *blennorragie chronique* méconnue, quelquefois même ignorée de celui qui en est atteint.

Beaucoup de médecins, parmi les plus instruits, ne soupçonnent pas encore l'importance et la fréquence de la blennorragie chez les femmes; ils s'élèvent contre la prétention qu'ont les gynécologues de voir cette affection partout. Or il suffit d'examiner systématiquement les sécrétions génitales, pour se convaincre qu'il n'est pas de maladie plus fréquente, et qu'en dehors des infections qui compliquent les accouchements ou les fausses couches, la blennorragie est la cause la plus commune des maladies génitales de la femme.

On rencontre le *gonocoque* dans le plus grand nombre des *métrites virginales*, dans *les sécrétions des femmes de tout âge*, quelle que soit leur situation sociale; la proportion des blennorragies, décelées par la clinique et confirmées par l'examen bactériologique, dépasse tout ce que l'on peut imaginer.

Dans certains cas la spécificité de l'infection se révèle par ses allures spéciales, par la coïncidence d'une uréthrite, par l'apparition d'arthropathies, etc.; mais souvent, rien en dehors de la chronicité de la maladie, de sa résistance à la thérapeutique, ne ferait soupçonner sa nature, et c'est l'examen microscopique seul qui la révèle.

Il est donc indispensable de soumettre au contrôle bactériologique toutes les sécrétions tant soit peu suspectes, dans quelque condition qu'elles se présentent. Lorsque le résultat de l'examen est négatif, on doit le renouveler immédiatement après les règles et, en cas de doute, étudier successivement, à plusieurs reprises, les sécrétions de l'urètre, celles du col et celles du vagin. Malgré ce que peuvent dire les sceptiques, le microscope ne décèle pas de gonocoques chez les personnes saines.

Longtemps on a cru que l'urétrite chronique de l'homme, la *goutte militaire*, n'était pas contagieuse, et cette erreur a été la cause de nombreux et de pénibles accidents chez la femme. La recherche systématique du diplocoque de Neisser, dans les écoulements de l'un et l'autre sexe, a démontré de la façon la plus évidente la nature *blennorragique* et *contagieuse* de simples suintements réputés inoffensifs, et cette notion a jeté une vive lumière sur nombre d'affections graves de l'utérus et des annexes dont l'origine nous échappait.

La guérison de la blennorragie *chronique* est très difficile à obtenir : le gonocoque pénètre au fond des glandes de l'urètre, et il y persiste en quelque sorte indéfiniment.

L'examen de la goutte transparente, que l'on recueille à l'orifice urétral d'anciens blennorragiques, n'y décèle la présence du gonocoque que d'une manière intermittente, à la suite d'excès, lorsqu'un fonctionnement exagéré des glandes a en quelque sorte exprimé tout leur contenu.

Cette dernière condition n'est pas rare au début du mariage, et elle facilite singulièrement la contagion.

Le plus souvent cette *gonorrhée* s'inocule directement sur le col utérin, où elle se reproduit sous la même forme chronique (*métrite catarrhale* des anciens auteurs). Cependant on peut voir survenir, une métrite aiguë, principalement à la suite de la défloration. Il est probable que la virulence du gonocoque est accrue par les associations microbiennes qui existent en pareil cas.

Infection puerpérale streptococcique. — Autrefois les infections consécutives aux accouchements et aux fausses couches occupaient la première place dans la pathogénie des affections génitales de la femme. Depuis les découvertes de Pasteur et les grands progrès qui en ont été la conséquence, elles ont diminué dans des proportions considérables, et elles sont aujourd'hui beaucoup moins fréquentes que la blennorragie.

Leurs formes graves reconnaissent presque toujours pour cause l'*importation de germes provenant d'accouchées malades*, ou de *diverses infections chirurgicales*.

Les *doigts* de l'accoucheur ou de la sage-femme, les *instruments* et *objets de pansements*, employés au cours de l'accouchement, avaient conservé quelques souillures accidentelles, et c'est pendant le travail ou au moment de la délivrance que l'utérus a été infecté. Les manipulations fréquentes et répétées, augmentent considérablement les chances de contagion.

Les applications de forceps, les versions et les délivrances artificielles, exposent les femmes non seulement à des contacts plus prolongés avec les mains et les instruments, mais souvent aussi à des déchirures qui ouvriront plus largement la porte aux germes morbides.

Parfois l'infection se produit dans les jours qui suivent l'accouchement, elle est due à des *injections intra-utérines et vaginales*, ou à des *pansements insuffisamment aseptiques*. A mesure qu'on s'éloigne de l'accouchement, ses conséquences sont moins graves parce que la plaie utérine se cicatrise, la muqueuse se renouvelle et offre plus de résistance.

La principale cause de ces accidents réside actuellement dans la rétention de débris placentaires et déciduaux, qui passe souvent inaperçue pendant les premiers jours, et ne se révèle que par les premiers symptômes de l'infection.

Ces complications précoces de l'accouchement donnent lieu à des accidents de gravité variable, mais généralement diffus. Il s'agit rarement de *métrite pure*; elle s'accompagne presque toujours de *lymphangite péri-utérine* avec ou sans *salpingite*.

C'est la forme la plus classique et la mieux connue de la *métrite puerpérale*.

Il en est une autre variété *tardive*, à laquelle on n'accorde pas l'attention qu'elle mérite.

Chez certaines femmes, les suites immédiates de l'accouchement ont été aussi satisfaisantes que possible, et en raison même de la rapidité avec laquelle sont revenues leurs forces, elles veulent se lever et reprendre prématurément leurs occupations.

Un préjugé très répandu fait croire à beaucoup de femmes que leur rétablissement est absolument complet le *neuvième jour* après l'accouchement. Un grand nombre d'entre elles se lèvent à cette date, et il en est qui la devancent de plusieurs jours. Cette coutume est la cause principale des complications que l'on observe encore trop fréquemment aujourd'hui, dans les suites de couche.

L'involution de l'utérus ne se fait pas avec la même rapidité chez toutes les femmes; elle ne consiste pas dans la simple rétraction de la paroi musculaire sur sa cavité distendue par le produit de la conception. Ses fibres musculaires hypertrophiées subissent la dégénérescence granulo-graisseuse, et leurs éléments désagrégés sont saisis par des phagocytes qui les entraînent à travers les lymphatiques dilatés. Aussi longtemps que dure ce travail, l'utérus reste gros, ses veines et ses lymphatiques se vident difficilement sous l'influence de la marche, de la fatigue, sa muqueuse se reforme lentement, le col béant laisse aux germes pathogènes un libre accès vers la plaie utérine qui n'est pas encore cicatrisée. Dans de telles conditions, il suffit du moindre incident pour infecter l'utérus; les injections insuffisamment aseptiques, les traumatismes occasionnés par l'introduction maladroite d'une canule, la reprise prématurée, et quelquefois immodérée, des rapports sexuels, constituent autant de causes de contamination. Et à mesure que surviennent des réactions inflammatoires, du côté de la muqueuse, elles retardent l'involution de l'utérus. C'est ainsi que l'on rencontre fréquemment, cinq ou six semaines après l'accouchement, ces *gros utérus subinvolués*, modérément enflammés, qui sont le siège d'une *endométrite banale*, peu dangereuse, mais se compliquant presque toujours de *métrite parenchymateuse*, dont la guérison sera lente et difficile. Ces accidents sont encore plus communs chez les multipares, dont l'utérus a déjà souvent un volume excessif, en même temps que sa cavité reste plus facilement béante.

Il n'est pas impossible assurément que quelques-uns de ces cas relèvent de l'*infection exogène*, mais pour d'autres, alors que les soins locaux étaient même supprimés, il faut bien songer à une *infection endogène*.

Infections mixtes. — Enfin, à l'occasion de l'accouchement, on voit parfois éclater une infection blennorragique aiguë, qui paraît peu compatible avec la situation de la malade et l'isolement qu'elle a gardé durant les derniers mois, ou tout au moins pendant les dernières semaines de la grossesse.

La blennorragie reste souvent latente chez les femmes enceintes. L'utérus rempli par le produit de la conception est protégé contre l'infection du col, qui ne donne lieu d'ailleurs à aucun symptôme appréciable. L'hypersécrétion très modérée qui l'accompagne est à peine remarquée, c'est seulement après la délivrance que les gonocoques envahissent toute la cavité utérine, et provoquent des réactions aiguës que l'on serait tenté de mettre sur le compte du *puerpérisme*.

N'existe-t-il aucune métrite vraie en dehors de la blennorragie et de l'infection puerpérale, comme le veulent certains auteurs?

On a singulièrement abusé de la métrite; on a méconnu à tort les *troubles fonctionnels des arthritiques nerveuses* sur lesquels G. Richelot a très judicieusement appelé l'attention, et qui ont été plusieurs fois étudiés dans ces dernières années (Doléris, A. Siredey).

Chez certaines femmes, et leur nombre augmente à mesure qu'elles se rapprochent de la ménopause, l'utérus est le siège de poussées congestives d'abord intermittentes, puis de plus en plus ininterrompues, qui aboutissent, après un temps plus ou moins long, à la *sclérose hypertrophique*. Des phénomènes analogues s'observent chez des vierges, et quelquefois même à un âge peu avancé.

La *congestion utérine* [1], la *sclérose hypertrophique* qui en est la conséquence, sont assurément très fréquentes et je suis convaincu, avec M. G. Richelot, qu'il s'agit là de phénomènes *dystrophiques* indépendants de tout processus infectieux.

III. *Infections endogènes.* — Il serait excessif de ramener à des faits de ce genre tous les troubles

---

1. A. Siredey, *La congestion utérine* (*La Gynécologie.* février 1900).

utérins que l'on rencontre en dehors de *l'état puerpéral* et de la *blennorragie*. Il existe réellement des inflammations de la muqueuse utérine, habituellement bénignes, mais susceptibles de s'aggraver, auxquelles il est impossible d'assigner une autre origine qu'une *infection endogène*.

Les gros utérus congestionnés, hypertrophiés, sclérosés, ne sont pas à l'abri de cette infection; ils y paraissent même prédisposés par l'hypersécrétion dont ils sont le siège, par leur col, souvent béant, et la *métrite parenchymateuse* [1] est une conséquence presque fatale de ces *dystrophies*.

Quelques femmes bien portantes, indemnes de toute tare génitale antérieure, n'accusant pas de phénomènes congestifs, présentent les symptômes ordinaires d'une métrite avec hypersécrétion muco-purulente, dans les produits de laquelle des examens répétés ne décèlent pas de gonocoques.

On peut invoquer quelquefois, pour expliquer ces faits, *la défloration* (métrite des jeunes mariées), *des traumatismes* divers, érotiques ou accidentels, une *exploration* pratiquée sans précaution par un médecin ou par une sage-femme, une injection mal faite; mais il est des cas où aucun de ces prétextes ne pourrait être mis en cause.

On voit en effet des accidents de ce genre éclater inopinément chez des jeunes filles ou chez des veuves parfaitement authentiques, et ne présentant aucun des attributs du neuro-arthritisme.

---

1. Siredey, *La métrite parenchymateuse* (*La Gynécologie*, 1902).

Comme il s'agit quelquefois d'utérus antéfléchis ou rétrofléchis, on peut se demander s'il ne se produit pas dans la cavité utérine une rétention de sang menstruel, ou une accumulation des sécrétions qui ne peuvent s'écouler au dehors. A la longue, ces produits s'infecteraient par suite de l'invasion des microbes du vagin.

Cette interprétation ne saurait s'appliquer aux cas dans lesquels il n'existe pas de déviation utérine.

Quoi qu'il en soit, il n'est pas douteux que les *infections endogènes* méritent d'occuper une place dans la nosologie génitale.

IV. *Prophylaxie.* — La prédominance des *infections exogènes* a du moins un côté rassurant : les microbes qui menacent le plus directement la santé de la femme étant toujours apportés du dehors, il est possible de les éviter dans une large mesure.

Examens gynécologiques. — La prophylaxie des maladies génitales repose en partie sur la prudence des accoucheurs, des médecins, étudiants, sages-femmes, infirmières, en un mot sur toutes les personnes appelées à donner des soins aux femmes, ou à les examiner.

Malgré les progrès réalisés depuis les admirables découvertes de Pasteur, on peut constater encore bien des lacunes dans la *pratique de l'asepsie.* Beaucoup d'infirmières, de sages-femmes et même de médecins, se contentent des *apparences de l'antisepsie.* Combien n'en voit-on pas à chaque instant qui, sans lavage préalable des mains, croient avoir pris des précautions suffisantes, parce qu'ils ont trempé pendant quelques secondes leurs doigts dans une solution de sublimé ou d'acide phénique!

On ne saurait trop répéter que toute exploration génitale, surtout au cours d'un accouchement, d'un avortement ou dans les suites de couches, *doit être pratiquée aseptiquement*. Même en dehors de ces conditions, on doit s'abstenir de toucher une femme si l'on vient de faire une autopsie ou de plonger les doigts dans une collection purulente.

Les mains, les instruments, seront toujours rigoureusement nettoyés, comme s'il s'agissait d'une opération chirurgicale. Les hystéromètres, les sondes intra-utérines, seront l'objet d'une sollicitude toute spéciale, puisqu'ils introduiraient d'emblée les germes dans la cavité utérine. Les cotons, gazes, étoupes, laminaires et autres objets de pansement, seront stérilisés à l'étuve ou par un séjour prolongé dans des solutions antiseptiques appropriées.

A défaut d'étuves, on peut se procurer partout de l'eau bouillie, une brosse, du savon, pour les divers nettoyages, et de l'alcool pour flamber les instruments.

A moins d'indications pressantes, on évitera les examens à l'époque des règles. Les explorations et les diverses manœuvres nécessitées par les pansements, seront faites doucement, avec précaution, de manière à éviter la moindre déchirure. Chez les femmes en couche, ou récemment accouchées, de même que chez celles qui viennent de subir une opération sur les voies génitales, on s'abstiendra de tout examen, de tout attouchement qui ne seraient pas indispensables.

ACCOUCHEMENT ET DÉLIVRANCE. — Sans insister ici sur les soins qu'exige l'accouchement, il est utile de rappeler que la délivrance est la cause la plus habituelle des complications puerpérales, aussi doit-elle être l'objet principal de l'attention du médecin : il s'assurera si le placenta et les membranes sont expulsés complètement, et s'il n'en reste pas de débris dans la cavité utérine.

La température des accouchées sera prise avec soin. Il est préférable de placer le thermomètre dans le rectum, si l'on veut se mettre à l'abri des causes d'erreur. Les élévations de la température, même quand elles sont peu prononcées, constituent toujours un avertissement précieux, et elles contribuent à faire prendre, en temps opportun, des mesures utiles pour enrayer une infection.

On surveillera attentivement les lochies : une odeur suspecte, le caractère hémorragique de l'écoulement, feront soupçonner une rétention placentaire.

Dès que l'existence de cette complication est reconnue, le nettoyage de l'utérus s'impose, soit par le curage digital (Budin), soit à l'aide de la curette.

BLENNORRAGIE. — La meilleure protection que l'on puisse assurer à la femme contre la blennorragie, consiste à la combattre dans l'*urètre de l'homme*.

L'*urétrite chronique*, la *goutte militaire*, même dans ses variétés les plus atténuées, est la cause habituelle des maladies de la femme. C'est à elle que sont dues la plupart de ces métrites qui éclatent dès le début du mariage, antérieurement à tout accouchement ou fausse couche, et l'infection gagnant de proche en proche les trompes, les ovaires, le péritoine pelvien, il en résulte de graves désordres, souvent incurables, qui entraînent la stérilité et provoquent parfois de graves mutilations.

Il est bien utile de répandre ces notions, encore trop ignorées, pour mettre les jeunes gens en garde contre une imprudence ou une négligence dont les conséquences sont si regrettables !

Tous ceux qui ont été affectés, même à une époque lointaine, d'un écoulement blennorragique, surtout lorsque celui-ci a été suivi de rechutes, ne doivent pas se marier avant de s'être assurés de leur guérison complète.

On ne se contentera pas des apparences extérieures de la guérison : l'écoulement peut avoir disparu dans la journée et ne se révéler que par une gouttelette insignifiante, le matin, au réveil, longtemps après une miction. Il est indispensable, en pareil cas, de pratiquer à plusieurs reprises des examens bactériologiques.

Et même après avoir pris ces garanties, un ancien blennorragique se méfiera des réactions qui peuvent survenir au début du mariage. Le moindre symptôme d'irritation du côté du canal, le plus léger suintement devront attirer son attention et l'amener à rechercher les conseils d'un médecin. L'examen microscopique des sécrétions urétrales du mari, et, au besoin, celui des sécrétions de la femme, permettront d'établir un diagnostic précoce, et le traitement institué, dans ces conditions, chez les deux conjoints sera beaucoup plus efficace.

On ne perdra pas de vue les *contagions accidentelles*, qui ont été maintes fois observées, à la suite du contact avec la vulve de linges ou d'objets souillés de pus blennorragique.

En partageant le lit d'une autre femme, ou en se servant avec elle des mêmes objets de toilette (bidets, canules, serviettes, etc.), une personne saine peut s'exposer, chastement, à la *contagion blennorragique*.

Ce danger est encore plus grand lorsqu'il s'agit de fillettes, à cause des contacts plus intimes que l'on peut avoir avec elles en leur donnant des soins.

Enfin, on devra se méfier des écoulements blanchâtres, puriformes, observés chez des femmes enceintes, et en faire l'examen microscopique.

On découvrira ainsi des *blennorragies latentes*, qui, non soignées, auraient envahi rapidement la muqueuse utérine après l'accouchement.

On ne devra pas se désintéresser des microbes contenus dans le vagin, et même chez des personnes bien portantes on conseillera de temps en temps des lavages faits à l'aide de solutions alcalines, avec toutes les précautions d'usage.

Ces injections sont particulièrement nécessaires dès que les femmes accusent des symptômes de congestion ou d'irritation locale, et surtout au cours des maladies générales fébriles, quand on observe une recrudescence de la leucorrhée ou des pertes rouges, indices de complications génitales.

Enfin il sera prudent de mettre les femmes en garde contre les inconvénients de la constipation, de la fatigue, des sports exagérés, des excès de tout genre, qui congestionnent l'appareil génital et favorisent son infection surtout au moment des époques menstruelles.

V. *Influence des maladies générales sur les infections génitales.* — HÉRÉDITÉ, DIATHÈSES. — L'*hérédité*, les *diverses maladies générales* exercent une action incontestable sur les *dystrophies* et sur les *troubles fonctionnels de l'appareil génital*; mais leur influence est à peu près nulle quand il s'agit des infections de l'utérus et des annexes.

MALADIES GÉNÉRALES INFECTIEUSES. — On a signalé, quelquefois, l'apparition de salpingo-ovarites au cours de certaines maladies infectieuses ou diathésiques : il est possible que celles-ci aient augmenté la virulence des germes existant à l'entrée des voies génitales ou même qu'elles aient contribué à l'importation de nouveaux microbes pathogènes, mais ce fait n'est pas absolument prouvé, et il faut convenir qu'il ne se produirait que d'une manière assez exceptionnelle.

On ne saurait donc accorder *au terrain*, c'est-à-dire aux modifications survenues dans la santé générale des femmes, un rôle bien important dans la pathogénie des infections génitales.

Il n'en est plus de même quand il s'agit de leur évolution. Dans la lutte contre les infections, la résistance de l'organisme est un facteur de premier ordre, et il n'est pas indifférent de se trouver en présence de *lymphatiques*, chez lesquelles les suppurations surviennent avec la plus grande facilité, et se prolongent indéfiniment, d'*arthritiques nerveuses*, aux tendances congestives, ou de *nerveuses frêles, de convalescentes* portées à la dépression.

IMPORTANCE DES SOINS GÉNÉRAUX. — Le médecin ne devra pas perdre de vue l'état général de la malade; il surveillera avec le plus grand soin sa nutrition et son système nerveux. Des écarts d'alimentation, des médicaments donnés à tort et à travers, comme on le fait trop souvent, ne peuvent qu'augmenter les désordres de l'organisme, et avoir un retentissement fâcheux sur l'appareil génital. S'il est indispensable de procurer, *aux lymphatiques* affaiblies, une nourriture substantielle, et au besoin divers toniques destinés à accroître leur résistance, il importe d'imposer un régime sévère *aux arthritiques*, dont on veut diminuer les réactions, et de s'assurer du bon fonctionnement de tous leurs émonctoires. L'insuffisance des garde-robes, de la sécrétion urinaire, seraient aussi préjudiciables à la santé générale qu'à l'état local.

VI. *Influence des maladies génitales sur la santé générale.* — Mais on devra se préoccuper davantage du *retentissement, plus accentué et plus fréquent, des maladies génitales de la femme sur tout son organisme*, sans parler ici des manifestations générales graves de la pyohémie ou de la septicémie, qui peuvent compliquer certaines lésions pelviennes.

Habituellement, les désordres que l'on observe dans les divers appareils, sont dus à des accidents réflexes ou à des troubles sécrétoires.

Appareil circulatoire. — Ces phénomènes s'accentuent au moment de la ménopause. Ils se traduisent par des rougeurs subites, par des *bouffées de chaleur*, par des palpitations quelquefois très pénibles pour les femmes. Dans certains cas, ils donnent lieu à de véritables *crises de tachycardie* paroxystique, accompagnées de faiblesses, de sueurs profuses, et même de lipothymies.

Les *palpitations* et l'*hypertension* s'observent souvent au cours des congestions utérines, de la métrite parenchymateuse, de certaines salpingo-ovarites ou de tumeurs, et en général de toutes les affections génitales douloureuses.

Ces désordres ont une importance toute particulière dans l'évolution des fibro-myomes, où ils se compliquent de compression des gros troncs veineux de l'abdomen, et provoquent assez rapidement la dilatation du cœur droit. Ils constituent, à ce point de vue, une indication opératoire, si l'on veut éviter l'asystolie.

Aux *bouffées de chaleur de la ménopause*, aux rougeurs de la face, ayant pour point de départ un réflexe utéro-ovarien, il faut ajouter les lésions cutanées : l'*eczéma séborréique* et surtout *l'acné du menton* que l'on observe si fréquemment au cours des affections génitales de la femme.

TUBE DIGESTIF. — Les troubles digestifs sont très communs chez les personnes atteintes d'affections génitales. Les lésions péri-utérines, salpingo-ovariennes, l'utérus rétrofléchi, les brides péritonéales ou fibro-celluleuses du cul-de-sac de Douglas, compriment le rectum et engendrent une constipation extrêmement prononcée. Quelquefois le rectum est infecté par l'ouverture d'un abcès dans sa cavité, ou par une simple lymphangite pelvienne. Cette infection, primitive ou secondaire, peut remonter le long du côlon et donner lieu à de graves entérites dysentériformes.

Il en résulte une répercussion sur tout le tube digestif : *inappétence, tympanisme, atonie gastro-intestinale avec dilatation*.

Cet état s'aggrave souvent par le fait d'interventions thérapeutiques : l'abus des laxatifs, des calmants, des toniques, etc., irrite vivement l'estomac.

Le foie ne tarde pas à en souffrir pour son propre compte, et la lithiase biliaire est une complication fréquente de ces infections gastro-intestinales.

A ces désordres s'ajoutent encore des troubles nerveux réflexes, qui accentuent l'irritabilité de l'estomac ainsi que son atonie, et les ptoses viscérales si communes.

SYSTÈME NERVEUX. — C'est en effet le système nerveux qui subit le plus vivement le contre-coup des affections génitales : s'il entretient ou s'il provoque, par voie réflexe, la plupart des troubles de l'appareil circulatoire et du tube digestif, ceux-ci contribuent également à accroître les désordres nerveux.

Les difficultés de digestion, l'entérocolite, les ptoses viscérales s'ajoutent aux souffrances pelviennes, et augmentent la faiblesse en même temps que le découragement des malades. Il en résulte des *phénomènes de dépression* qui aboutissent très souvent à la *neurasthénie*.

La situation [1] de ces malheureuses femmes est de nature à favoriser singulièrement l'éclosion des névroses; affaiblies par des douleurs, par des pertes de sang, par de mauvaises digestions, condamnées à la réclusion et à l'immobilité, souvent vouées à la stérilité, elles souffrent de ne pouvoir être ni épouses. ni mères, et deviennent incapables de résister à l'épuisement nerveux. Et combien de fois s'ajoutent à ces misères, des chagrins d'ordre intime qui en sont la conséquence, et qui contribuent à aggraver leur état.

On a beaucoup discuté et l'on discute encore *l'origine primitive* ou *secondaire* de ces névropathies [2]. Il n'est pas douteux que les *prédispositions héréditaires* jouent ici un rôle considérable : les personnes dans les familles desquelles existent des tares nerveuses sont beaucoup plus menacées de ces phénomènes de dépression, c'est chez elles surtout que l'on en peut observer les formes graves, confinant à la vésanie. Mais il en est dont

---

1. A. Siredey, *Maladies des organes génitaux de la femme* (Traité de médecine Brouardel et Gilbert, Paris, 1898).

2. A. Siredey, *La neurasthénie utérine* (*Journal de médecine et de chirurgie pratique*, 1897).

les antécédents familiaux sont peu chargés, et chez lesquelles cette accumulation de souffrances physiques et morales a épuisé toute la résistance.

Ce n'est pas l'une des moindres considérations qu'il convient d'invoquer lorsqu'il faut prendre une décision relativement à une intervention chirurgicale. A côté des lésions objectives, des organes génitaux et de leurs conséquences immédiates, il faut savoir discerner les premiers indices des désordres graves qu'elles peuvent provoquer du côté des divers appareils.

Mais il importe de distinguer *des neurasthéniques secondaires d'origine génitale, les neurasthéniques primitives à déterminations génitales.* A l'inverse des premières, celles-ci ne présentent aucune altération organique bien nette. Elles n'accusent que les *symptômes subjectifs* d'affections utérines ou annexielles.

Névropathes parfaitement caractérisées, chargées souvent de lourdes tares héréditaires, elles ont déjà présenté, à diverses époques, des tendances nosophobiques, localisées sur tel ou tel organe, cœur, poumons, tube digestif. A l'occasion de la maladie d'une personne de leur famille, ou de la publication dans les journaux de quelque opération retentissante, elles éprouvent bientôt dans la sphère génitale des douleurs, suivies parfois même de désordres fonctionnels, aménorrhée, métrorragies, etc., et elles vont consulter divers médecins; si l'un d'eux semble partager leurs préoccupations, l'idée de la maladie s'impose de plus en plus à leur esprit, et elles en acceptent toutes les conséquences, y compris une opération chirurgicale, avec la plus étonnante facilité. Or l'intervention, quand elle a lieu, ne les guérit pas souvent ; elle ne fait que *déplacer leur nosomanie*, ou *la fixer définitivement*. Ce sont de *grandes nerveuses* et il importe de les traiter comme telles.

CHAPITRE IV

Métrites.

1. *Division des métrites.* — Les métrites se présentent sous des aspects variés qui en rendent la description confuse. Parmi les auteurs classiques, les uns se préoccupant avant tout d'en faire une étude complète et détaillée, ont abusé des divisions, envisageant comme autant de chapitres distincts de l'histoire des métrites, des particularités de médiocre importance, et ce morcellement excessif n'a pas contribué à répandre beaucoup de clarté sur cette question. Les autres, dans le but de simplifier les choses, en ont donné une interprétation un peu trop schématique, qui est loin de s'appliquer à tous les faits observés.

Quelle que soit l'origine des métrites, les éléments anatomiques réagissent sensiblement de la même manière vis-à-vis des divers agents pathogènes. Il s'agit toujours de *prolifération interglandulaire, d'infiltration leucocytique, d'allongement hypertrophique avec déformation des glandes, de desquamation épithéliale*, etc. Ces altérations varient d'intensité et d'étendue; limitées à la muqueuse dans quelques cas, elles envahissent parfois le parenchyme musculaire et peuvent même retentir jusque sur le péritoine et sur le tissu cellulaire qui l'entourent. Cette évolution, subordonnée dans une large mesure à la virulence de l'agent pathogène, quelle qu'en soit la nature, est loin d'être régulière et d'obéir à des lois bien définies. Elle varie selon les cas, et plus tard les différences s'accentuent encore davantage, en raison d'une foule de circonstances qui nous échappent. A mesure que la maladie s'éloigne de son début, elle tend à perdre de plus en plus son individualité, et la physionomie de la métrite chronique dépendra beaucoup plus de ses *modalités anatomiques* et de ses *localisations* que de *son origine*.

Au point de vue pratique, il est indispensable de tenir compte de ces diverses conditions.

Si l'étiologie peut servir de guide lorsqu'on étudie le début de l'infection utérine, elle doit s'effacer ultérieurement devant les particularités que présentent l'évolution anatomique et l'évolution clinique de la maladie.

Les localisations des lésions sur le corps ou sur le col de l'utérus, la forme que revêtent les altérations sur certaines portions de la muqueuse (*villosités, polypes, kystes glandulaires*), les modifications apportées par certaines conditions diathésiques (*métrites parenchymateuses*), par l'âge, (*métrites virginales* et *métrites séniles*), par la prédominance de quelques symptômes (*métrites hémorragiques*, etc.), modifient suffisamment la marche de la maladie et les indications du traitement, pour que chacune de ces modalités ait une réelle importance au point de vue pratique, et exige d'être envisagée isolément.

Si on laisse de côté la métrite *tuberculeuse* qui sera étudiée avec les autres formes de la *tuberculose génitale*, les infections utérines peuvent être divisées en trois groupes : l'*infection blennorragique*, l'*infection puerpérale* et les *infections banales*. Et pour chacun de ces groupes on distinguera une forme aiguë et des formes chroniques variées, suivant la marche des lésions.

II. *Métrite blennorragique.* — C'est assurément celle qui présente les caractères les mieux différenciés, lorsqu'elle apparaît primitivement, chez une femme indemne de toute affection génitale antérieure. Elle se réduit le plus souvent à une *endométrite simple*.

Dans certains cas, elle revêt une acuité impressionnante; après avoir présenté pendant quelques jours des symptômes de vulvo-vaginite, puis un écoulement leucorrhéique épais, muco-purulent, indiquant l'invasion du col utérin, les malades sont prises d'accidents très intenses : douleurs violentes dans le bassin et l'abdomen, accompagnées de ballonnement du ventre et de nausées. La douleur, la contracture réflexe qui en résulte, rendent très difficile la palpation de l'abdomen, en même temps que l'inflammation du vagin et de la vulve permet à peine de pratiquer le toucher. En procédant avec autant de patience que de douceur, on peut arriver cependant à s'assurer que l'affection est localisée à l'utérus : la palpation lente de l'abdomen, le toucher vaginal ou, si celui-ci est impossible, à cause de l'irritation des premières voies génitales, le toucher rectal, permettent de constater l'intégrité des annexes et de la cavité abdominale. L'utérus est tuméfié, très douloureux, et on perçoit autour de lui une sorte de fluxion œdémateuse, appréciable surtout au niveau du cul-de-sac de Douglas, et qui semble se prolonger le long de la paroi utérine.

Cette inflammation péri-utérine diffuse montre bien que le gonocoque, au lieu de rester à la surface des muqueuses, a pénétré à travers le parenchyme utérin, en suivant la voie des lymphatiques, jusqu'au péritoine Madlener .

Ces lésions peuvent être le point de départ d'adhérences qui sont souvent suivies de déviation de l'utérus. Toutefois ces réactions péri-utérines se limitent au péritoine; elles envahissent moins le tissu cellulaire qu'elles ne le font dans les infections puerpérales.

Généralement les accidents ont une acuité moindre : les femmes sont tout d'abord frappées de l'abondance des pertes blanches, qui laissent sur le linge des taches d'un jaune verdâtre, et souillent la région vulvo-crurale. En même temps qu'une violente irritation de la vulve, et des brûlures à la miction, elles ressentent dans le bas-ventre des douleurs continues qui augmentent sous l'influence de la marche, de la station debout, et les obligent bientôt à garder le lit.

L'examen révèle tous les symptômes habituels de la vulvo-vaginite accompagnée d'urétrite. Le toucher n'indique que vaguement la participation de l'utérus, dont il fait percevoir simplement la sensibilité et la tuméfaction.

Le spéculum montre la rougeur, l'augmentation de volume du col, et la présence, à son orifice, d'une épaisse goutte de muco-pus verdâtre assez caractéristique. Chez les nullipares, l'orifice a moins de tendance à s'entr'ouvrir, les sécrétions sont retenues dans la cavité cervicale qu'elles distendent légèrement; la goutte qui suinte à l'orifice du col lui donne une singulière ressemblance avec le méat masculin dans le même cas.

Les sécrétions muco-purulentes qui baignent la vulve, s'étalent jusqu'à la partie supérieure de la face interne des cuisses; elles déterminent en cette région une irritation cutanée assez vive, qui se caractérise par de la rougeur et de la cuisson. Bientôt on voit apparaître sur les surfaces érythémateuses, de chaque côté, de petites papules lichénoïdes, séparées par de minuscules sillons. Brocq en a fait une étude très complète, dans laquelle il a bien montré leur origine blennorragique. Elles aboutissent à une pigmentation brunâtre plus ou moins accentuée, dont la disposition est très caractéristique.

Ces lésions présentent une étendue et une intensité toutes spéciales chez les personnes obèses, de souche arthritique, non seulement parce que, chez elles, les surfaces de frottement sont plus grandes, mais aussi en raison des réactions cutanées qui surviennent plus facilement chez ces femmes.

BLENNORRAGIE CHRONIQUE. — Dans les formes chroniques, la blennorragie est absolument latente, elle réalise, le plus habituellement, le type de la métrite catarrhale des anciens auteurs. Les douleurs spontanées, les brûlures à la miction ont disparu. S'il n'existe pas de complications du côté des annexes, c'est à peine si les femmes ressentent de temps à autre, et principalement au voisinage des règles, un peu de pesanteur dans la région lombo-abdominale et, plus rarement, de véritables douleurs.

On ne constate pas d'autre symptôme qu'une leucorrhée abondante, presque continue, caractérisée par l'écoulement de grosses glaires filantes, qui se détachent du col pendant la marche, viennent baigner la vulve et la partie supérieure de la face interne des cuisses, où elles donnent lieu fréquemment aux lésions cutanées dont il a été question plus haut.

On pourra observer des traces d'urétrite, ou d'inflammation des glandes vestibulaires (rougeur, sécrétions louches), mais ces signes manquent assez souvent. Quelquefois l'existence d'une métrite antérieure se révélera par de petits polypes de l'urètre, qu'on ne saurait toutefois considérer comme absolument caractéristiques.

Au toucher, le vagin paraît rugueux, ses parois

sont épaissies, et plus résistantes; quelquefois elles ont conservé leur aspect normal.

Chez les nullipares, l'hypersécrétion des glandes cervicales produit une accumulation de mucus gélatiniforme qui distend la partie moyenne du col et lui donne la forme d'un *barillet*, sur laquelle Bouilly avait justement insisté; chez les multipares, le mucus s'écoule plus aisément par la fente du col, et cette déformation est moins accentuée. S'il existe de l'ectropion, les symptômes se confondent avec ceux des métrites post partum, dont ils ne diffèrent que par l'abondance des sécrétions.

III. *Métrite puerpérale.* — Elle est précoce ou tardive. Dans le premier cas, la métrite puerpérale apparaît quelques jours après un accouchement ou une fausse couche. Elle se manifeste en général par des symptômes d'autant plus bruyants, qu'ils surviennent à une date plus rapprochée de la délivrance : frissons, fièvre, nausées, douleurs abdominales. Ces phénomènes généraux éclatent quelquefois deux ou trois jours avant les accidents abdominaux, et ce n'est qu'en explorant systématiquement les organes génitaux dès les premiers malaises que l'on peut saisir quelques indices permettant de soupçonner le siège de l'infection. Ce sont habituellement des douleurs à la pression sur le fond ou sur les bords de l'utérus. Les lochies sont diminuées, elles ne tardent pas à prendre une odeur fétide. Le plus souvent ces symptômes coïncident avec les signes de lésions annexielles diffuses : douleur au niveau des fosses iliaques, ténesme vésical et rectal. L'examen local fait constater un empâtement à la base des ligaments larges, se prolongeant sur les côtés du bassin, en même temps qu'une sensibilité très vive au niveau du cul-de-sac postérieur.

Dans certains cas la prédominance des lésions périutérines est telle que la métrite passe inaperçue, et ce n'est qu'après la régression de la lymphangite pelvienne et des complications de tout genre auxquelles elle a donné lieu, que l'on se rend nettement compte des altérations de l'utérus.

Une des conséquences habituelles de l'infection, c'est *l'arrêt de l'involution utérine*. L'organe reste gros, béant, le col ne se referme que très lentement et très incomplètement ; ses lèvres, plus ou moins déchirées, tendent à rester écartées et à se placer *en ectropion*. La couche musculaire dans toute son étendue est épaissie, elle a perdu sa souplesse, et pendant longtemps l'utérus gardera, avec son orifice entrebâillé, *cette forme cylindrique* qui est l'indice d'une involution incomplète. Cet aspect suffit d'ailleurs pour caractériser la métrite puerpérale.

A la longue, sous l'influence de soins appropriés, l'endométrite s'éteindra d'abord au niveau du corps utérin, celui-ci diminuera peu à peu de volume, ses parois deviendront plus souples, tandis que le col restera indéfiniment tuméfié, avec ses glandes infiltrées profondément et hypertrophiées. Comme le dit avec raison G. Richelot, la métrite chronique affecte toujours une *localisation cervicale*.

A cette période, le col est notablement plus gros que le corps; on pourrait comparer l'utérus au bouchon d'une bouteille de vin de Champagne dont la partie inférieure s'est élargie en sortant du goulot.

La forme tardive est loin d'avoir la même gravité : son début est plus insidieux, et son évolution moins compliquée.

Quinze, vingt jours après l'accouchement ou même plus tard, alors que souvent les femmes ont déjà repris, à tous les points de vue, leur vie habituelle, elles s'aperçoivent d'un suintement leucorrhéique légèrement teinté de sang, qui augmente assez rapidement. Elles n'y font pas attention, pensant qu'il s'agit de la simple persistance des lochies. Elles éprouvent de la pesanteur dans le bas-ventre et dans les cuisses; ces sensations deviennent plus douloureuses sous l'influence de la fatigue, puis l'écoulement se mélange de sang, et de temps à autre des glaires rougeâtres s'échappent de la vulve, en même temps que les linges sont souillés de mucus épais ressemblant à de gros crachats muco-sanguinolents.

Cette situation se prolonge, en s'aggravant, jusqu'à l'apparition de la première époque menstruelle, « le retour de couche » que les femmes attendent avec impatience, convaincues que toutes leurs misères passeront avec lui.

Les douleurs s'apaisent momentanément sous l'influence de l'écoulement sanguin; la tension perçue dans le bassin, la pesanteur diminuent, mais la perte de sang, plus abondante que de coutume, se prolonge, cesse quelques jours pour reparaître, et cette situation persiste, tendant sans cesse à s'accentuer.

Les signes physiques diffèrent de ceux de la forme précédente, en ce que les lésions annexielles font défaut ou sont moins prononcées. Cependant on sent fréquemment dans le voisinage immédiat du col un petit bourrelet œdémateux qui, quelquefois, se prolonge à la base du ligament large. L'utérus est moins gros, ses parois semblent moins infiltrées, parce que le travail d'involution n'a été troublé qu'à une phase plus avancée, mais l'organe présente encore dans son ensemble une forme cylindrique assez caractéristique.

Ces gros utérus rigides conservent difficilement leur équilibre au milieu du bassin : sous le poids de la masse intestinale, ils s'inclinent facilement en avant (*antéversion*) ou en arrière (*rétroversion*) tout en conservant leur rigidité.

La déchirure du col [1] joue un grand rôle dans l'évolution ultérieure des accidents. Quand elle manque, ou qu'elle n'existe qu'à un faible degré, la métrite est loin d'avoir la même gravité. A mesure que l'infection diminue au niveau de la muqueuse utérine, le corps de l'organe reprend peu à peu ses dimensions, et si l'inflammation du col est modérée, elle persiste encore longtemps, mais finit par s'atténuer.

---

1. Bouilly, *Déchirure et ulcération du col de l'utérus*, (*Sem. médic.*, 1896).

Lorsque la déchirure latérale du col est très prononcée, les deux lèvres tendent à s'écarter, à se relever de dedans en dehors, et la muqueuse épaissie, tuméfiée, fait saillie dans leur intervalle, présentant une vaste surface rouge qui semble ulcérée. Dans ces conditions, les glandes cervicales hypertrophiées s'enfoncent à travers la couche musculaire, qu'elles traversent obliquement, pour venir faire saillie en divers points du museau de tanche, où elles apparaissent sous la forme de petits kystes (*œufs de Naboth*). L'accroissement de ces kystes, leur distension au milieu de la paroi cervicale, sont parfois la cause de douleurs assez violentes et prolongées.

Les métrites puerpérales se reconnaissent facilement d'après leur mode de début, et leur évolution clinique. Leur nature est loin d'être parfaitement définie, et il est peut-être excessif de leur assigner, comme on le fait, une *caractéristique bactériologique*, en les rattachant à l'*infection streptococcique* exclusivement. Si la preuve en a été fournie pour les formes graves, précoces, qui coïncident avec des altérations annexielles plus ou moins importantes, il est permis de se demander si les formes tardives ne relèvent pas d'*infections banales*. La présence du *streptocoque* dans les sécrétions recueillies à la surface des muqueuses ne suffit pas pour permettre d'affirmer qu'il s'agit d'une infection streptococcique. La multiplicité des germes que l'on rencontre dans les premières voies génitales, et même dans la cavité utérine, au cours des métrites, ne permet pas toujours de déterminer avec précision l'agent véritable de l'infection.

IV. *Métrites mixtes.* — Il est assez fréquent d'observer des infections mixtes, la blennorragie venant compliquer des lésions puerpérales. Il est bien difficile, dans ces cas, d'établir la part exacte qui revient à chacune de ces maladies. Mais l'ectropion très prononcé de l'orifice cervical, l'épaississement de la paroi utérine, les changements de forme et de volume que présente l'organe, coïncidant avec un catarrhe purulent abondant, ne laissent aucun doute sur l'hybridité de la maladie.

Il n'en résulte d'ailleurs qu'une diffusion plus rapide de l'infection blennorragique, l'inocclusion du col permettant d'emblée aux gonocoques d'envahir toute la muqueuse utérine.

L'infection post-partum peut apparaître sur un utérus atteint de blennorragie au moment même de l'accouchement, et il est encore plus difficile de préciser le rôle de chaque élément infectieux.

V. *Métrites banales ou saprophytiques.* — Le plus souvent chroniques et d'allures insidieuses, les métrites banales se présentent aussi sous la forme aiguë. Elles succèdent presque toujours à des traumatismes : on les observe à la suite de la défloration, ou lorsque des manœuvres ont été exercées dans le but de redresser ou de dilater un utérus sain, dévié ou sténosé, et qui était resté jusque-là indemne de toute infection. Les symptômes, à quelques nuances près, ne diffèrent pas notablement de ceux des autres métrites aiguës :

ils sont toutefois moins accentués, et moins persistants. Les douleurs peuvent être d'emblée très violentes, s'accompagner de nausées et de météorisme abdominal, mais elles cèdent généralement assez vite sous l'influence du repos. Quand on ne peut en déterminer les caractères bactériologiques, la prompte régression des accidents est un des éléments importants du diagnostic.

Le plus souvent ces métrites débutent d'une manière insidieuse, et elles ont une évolution lente.

Des pertes blanches, quelques sensations de pesanteur à l'hypogastre et au périnée, avec irradiation dans les lombes, en restent pendant longtemps les seuls symptômes ; puis apparaissent des troubles menstruels, caractérisés surtout par l'irrégularité et l'abondance du flux sanguin, ou par des douleurs inaccoutumées. L'examen ne révèle, au toucher, aucune modification importante. Le col est un peu augmenté de volume, parfois douloureux : le corps de l'utérus reste souple, mobile. Le spéculum découvre un col élargi, baigné de mucus épais, ou même de mucopus : après l'avoir essuyé, on voit que l'orifice est bordé d'un bourrelet rouge formé par la muqueuse épaissie, saillante, et que l'on prend à tort pour une ulcération.

En général sans gravité, ces métrites guérissent rapidement. Cependant, abandonnées à elles-mêmes, elles sont susceptibles d'extension et d'aggravation, l'infection pouvant envahir la muqueuse du corps utérin et celle des trompes, ou diffuser dans le tissu cellulaire pelvien.

MÉTRITE PARENCHYMATEUSE. — Depuis que la notion de l'infection domine la pathologie génitale de la femme, on a un peu perdu de vue les altérations du *parenchyme utérin* au cours des métrites. la plupart des auteurs subordonnant les lésions de la couche musculaire à celles de la muqueuse.

Les glandes hypertrophiées, allongées par le processus inflammatoire dont elles étaient le siège, pénètrent de plus en plus profondément dans le muscle utérin ; elles provoquent autour d'elles des réactions interstitielles, aboutissant à la sclérose et à l'épaississement de la paroi.

Il est incontestable que des modifications de ce genre, franchement imputables à l'endométrite, à ses réactions glandulaires et périglandulaires, se rencontrent au niveau du col ; elles sont déjà plus rares au niveau du corps utérin, mais ces phénomènes ne correspondent qu'à une forme très limitée de l'hyperplasie parenchymateuse observée au cours des métrites.

Une hypertrophie déjà bien différente, se rencontre dans les métrites puerpérales ; *l'arrêt* ou *le ralentissement de l'involution* laissant subsister, pendant un temps assez long, une sorte d'empâtement diffus de la paroi, auquel succède une infiltration scléreuse assez prononcée, et un développement excessif des éléments musculaires. Ici encore *l'infection* est la *cause première* de ces modifications.

Il est d'autres cas où l'accroissement du volume de l'utérus est au contraire *l'altération primitive*, et si l'infection s'y ajoute, elle n'apparaît que *secondairement*.

Ces faits ont été parfaitement mis en lumière par G. Richelot [1] dans plusieurs intéressantes publications; d'autres auteurs [2] en ont observé de semblables.

Le processus hypertrophique se développe sous l'influence de *poussées congestives. imputables au neuro-arthritisme*, par un travail analogue à ce qui se passe, chez l'homme, du côté de la prostate.

Ces gros utérus ne se rencontrent pas seulement chez des multipares; mais chez des femmes qui n'ont pas eu d'enfants, dont les organes génitaux n'ont jamais été malades, et même chez des vierges.

Ils peuvent devenir le siège d'infections exogènes, s'ils sont atteints quelque jour par le gonocoque, ou par le streptocoque, à l'occasion d'un accouchement ou d'une fausse couche. Mais souvent ils sont envahis par des infections *endogènes*, auxquelles les exposent leur orifice béant et leurs sécrétions excessives, qu'entretient l'hyperémie dont ils sont le siège.

Symptômes. — Quelle qu'en soit la cause, *la métrite parenchymateuse* présente des symptômes un peu particuliers; elle se révèle habituellement par des douleurs qui sont plus prononcées que dans les autres variétés des inflammations utérines.

1. G. Richelot. *La chirurgie de l'utérus*. Paris. 1902.
2. A. Siredey, *La métrite parenchymateuse* (*La Gynécologie*, 1902).

Les malades éprouvent une sensation permanente de pesanteur lombo-abdominale et pelvienne; la station debout prolongée, la marche, la voiture, etc., déterminent de véritables crises de douleurs aiguës, lancinantes, avec ténesme vésical et rectal, qui peuvent durer plusieurs jours. Ces recrudescences coïncident, en général, avec la période prémenstruelle et le début des règles; elles s'apaisent presque toujours après l'écoulement du sang. Mais elles peuvent survenir dans l'intervalle des époques, à l'occasion de la moindre fatigue.

La plupart de ces femmes ont des *ménorragies* prolongées, et quelquefois même des *métrorragies* abondantes qui les épuisent. Ces *pertes de sang* sont, avec *les douleurs*, les deux symptômes les plus importants de ces métrites parenchymateuses.

La leucorrhée existe, sous la forme de grosses glaires filantes, puriformes et souvent teintées de sang; elle ne revêt que très rarement la forme catarrhale si commune dans la blennorragie. Lorsqu'il existe un catarrhe purulent abondant, il faut songer à une affection hybride due à l'intervention du gonocoque.

La métrite parenchymateuse a une marche essentiellement lente et chronique. Les lésions persistantes de la paroi lui donnent une gravité particulière; alors même que l'infection de la muqueuse aura disparu, les altérations parenchymateuses n'en persisteront pas moins, avec leur cortège de douleurs, d'hémorragies et de réactions nerveuses.

Métrites hémorragiques. — Sous le nom de métrites hémorragiques, on confond encore trop souvent un grand nombre d'affections n'ayant pas d'autre lien entre elles que *les métrorragies* qui constituent leur symptôme fondamental.

Il importe de distinguer les hémorragies qui résultent de simples *congestions primitives* ou *secondaires* de l'utérus, de celles qui sont occasionnées par des *altérations anatomiques* de la *muqueuse* ou du *parenchyme utérin*. Ces dernières seules appartiennent réellement aux *métrites hémorragiques*; encore convient-il d'envisager à part les accidents occasionnés par la *rétention de débris placentaires*, à la suite d'accouchements, et surtout de fausses couches, qui ne s'accompagnent pas toujours d'une véritable inflammation de l'utérus.

Les autres pertes de sang se rattachent à des troubles de la circulation générale ou locale, ou à des phénomènes réflexes qui ont été étudiés à propos de la *congestion utérine*.

Rétentions placentaires. — Bien que très fréquentes, les *rétentions placentaires* sont souvent méconnues; beaucoup de médecins croient encore qu'elles entraînent fatalement l'infection puerpérale. Leur diagnostic ne soulève aucune difficulté quand surviennent, à la suite d'un accouchement à terme, ou d'un avortement, des métrorragies accompagnées de fièvre et de fétidité des lochies. Elles coïncident dans ce cas avec une infection utérine, et, à ce point de vue, il est difficile de les séparer complètement des métrites.

Mais depuis que l'antisepsie préside aux accouchements — et même aux avortements — rien n'est plus fréquent que de voir des débris placentaires demeurer dans la cavité utérine pendant plusieurs semaines, ou plusieurs mois, sans y subir d'altérations graves. Implantés sur la paroi de l'utérus, ils provoquent un épaississement anormal, une vascularisation excessive de la muqueuse, et n'entraînent pas d'autres accidents que des métrorragies persistantes, rebelles, indéfiniment prolongées.

Ces pertes de sang ont, par elles-mêmes, quelque chose d'assez caractéristique pour que le diagnostic en soit facile. Leur continuité presque ininterrompue, les recrudescences qui se produisent au repos, chez une femme généralement jeune, bien portante, dont l'utérus avait été sain jusque-là, sont de nature à faire soupçonner leur origine placentaire.

Mais ces métrorragies présentent encore une particularité extrêmement importante, c'est qu'elles apparaissent toujours à la suite d'une *interruption plus ou moins prolongée de la menstruation.*

En interrogeant les malades avec soin, on apprend quelquefois qu'elles ont eu des nausées, des vomissements, des troubles nerveux; l'inspection de la poitrine et des organes génitaux permet de constater le développement des seins, une saillie exagérée des veines à leur surface, l'écoulement de colostrum par le mamelon, la coloration foncée de l'aréole du mamelon, de la ligne blanche abdominale et des lèvres de la vulve.

Enfin, par le toucher vaginal, on trouvera le col mou, légèrement entrebâillé, et la matrice augmentée de volume, car un utérus renfermant des débris placentaires ne subit qu'une involution incomplète, et ce symptôme peut être observé assez longtemps après la fausse couche.

MÉTRITES POLYPEUSES, VILLEUSES, etc. — En dehors de ces rétentions placentaires et déciduales, il existe réellement des métrites dont le symptôme prédominant consiste en des hémorragies profuses, sans cesse renouvelées. Le plus souvent, il s'agit d'altérations de la muqueuse consécutives à une inflammation ancienne et persistante. Il s'est produit dans l'intervalle des glandes une prolifération active de la muqueuse, avec vascularisation excessive, qui a abouti à la formation de petits bourgeons comparables à des villosités; en certains points, le chorion muqueux hypertrophié fait saillie à la surface de la muqueuse, entraînant avec lui quelques glandes, il en résulte à la longue de petites masses flottantes qui ne sont plus rattachées à l'utérus que par un pédicule plus ou moins allongé : ce sont les *polypes muqueux*. A mesure que ces polypes se détachent de la muqueuse, ils glissent dans la cavité utérine et descendent de plus en plus vers le col qu'ils dilatent légèrement, et dans lequel ils s'engagent; tendant à s'éliminer au dehors.

Quand la muqueuse est simplement dépolie,

rugueuse (*métrite villeuse*), les métrorragies sont peu abondantes, irrégulières. Elles sont plus prolongées et presque continues lorsqu'il existe des polypes (*métrite polypeuse*); elles s'accompagnent alors d'une leucorrhée abondante, véritable *hydrorrhée*.

Dans d'autres cas, les altérations de la muqueuse sont peu prononcées, tandis que celles du parenchyme utérin sont facilement reconnaissables à la première exploration. L'utérus est gros, turgescent, ses parois sont épaissies, quoique lisses et régulières, sa configuration est quelquefois modifiée, elle devient cylindroïde ou piriforme, suivant que l'augmentation de volume a porté sur les deux segments de l'organe, ou qu'elle est limitée au corps.

Ces modifications de l'utérus peuvent être en rapport avec des états différents : *arrêt d'involution, congestion chronique, métrite parenchymateuse*, celle-ci étant en général l'aboutissant des deux formes précédentes. Dans certains cas on observe une dilatation énorme des vaisseaux sanguins (*utérus angiomateux* de quelques auteurs).

Des altérations de ce genre sont parfois difficiles à distinguer des corps fibreux : il n'est pas rare de constater dans ces utérus hypertrophiés, même quand ils ont une apparence lisse, de petits myomes interstitiels. Ces lésions sont souvent imputables à l'arthritisme (G. Richelot, A. Siredey). Elles ont été quelquefois attribuées à diverses maladies générales telles que la fièvre typhoïde (Pichevin et Aug. Pettit[1]), la syphilis (Mlle Robineau[2]).

Enfin, dans des cas dont l'interprétation est encore plus difficile, on observe, chez des jeunes filles, avec ou sans flexion exagérée de l'utérus, des métrites qui s'accompagnent d'hémorragies profuses, sans que l'examen clinique révèle du côté du muscle ou du côté de la muqueuse utérine des altérations suffisantes pour expliquer ce fait insolite.

MÉTRITES VIRGINALES. — Les métrites virginales, auxquelles certains auteurs consacrent une étude spéciale, ne diffèrent pas sensiblement de celles qui viennent d'être décrites.

Elles sont, beaucoup plus souvent qu'on ne le croit, de *nature blennorragique*. On ne les observe que rarement sous la forme aiguë; on en a cependant cité des exemples qui se sont compliqués de salpingite et même de péritonite, parfois mortelle.

En général, la maladie se présente d'emblée sous la forme chronique. La blennorragie, chez la fillette, résulte habituellement d'une *contagion accidentelle*; l'agent infectieux qui a souillé l'orifice vulvaire n'a pas été porté dans les voies génitales profondes; il reste longtemps localisé à la vulve et à la partie inférieure du vagin; l'utérus peut être épargné : si les germes y pénètrent, ils ont déjà perdu une partie de leur viru-

1. Pichevin et Aug. Pettit, *Semaine Gynéc.*, déc. 1896.
2. Mlle Marguerite Robineau, *Contribution à l'étude de la syphilis de l'utérus*, IV⁰ *Congrès de Gynéc.*, Rouen, 1904.

lence, et les symptômes que l'on observe se résument à l'hypersécrétion, *au catarrhe utérin*, comme chez les adultes.

Il s'en faut que l'on trouve du gonocoque dans tous les cas de ce genre, et il n'est pas toujours aisé de rattacher cette hypersécrétion glaireuse à une vulvo-vaginite en apparence guérie depuis plusieurs mois.

A défaut de l'examen bactériologique, la constatation d'*uréthrite*, de *folliculite vestibulaire*, ou de tout autre stigmate de blennorragie pourra fixer le diagnostic. On y joindra le toucher rectal pour s'assurer de l'état des annexes, dont les altérations plaideront également en faveur d'une infection gonococcique.

Ces blennorragies, comme celles des femmes adultes, peuvent avoir une évolution très lente, une durée en quelque sorte indéfinie. Méconnues à l'origine, elles donnent lieu à des métrites chroniques faussement attribuées à des influences diathésiques.

Il existe néanmoins chez les jeunes filles des métrites indépendantes de la blennorragie que l'on ne peut attribuer qu'à une *infection endogène*, due aux saprophytes du vagin.

Elles se rencontrent plus fréquemment lorsque l'utérus est fortement fléchi en avant, et surtout en arrière, c'est alors qu'elles occasionnent des douleurs au moment des règles et même dans l'intervalle des époques. Le toucher révèle dans ces cas un gros utérus tuméfié et douloureux, il est probable que les sécrétions s'y accumulent, en raison de la déclivité de son segment supérieur. Est-ce là la cause réelle de ces métrites? Il est vrai qu'elles s'observent quelquefois indépendamment de toute déviation.

Elles revêtent souvent la forme hémorragique, donnant lieu tantôt à des ménorragies régulières, tantôt à des métrorragies prolongées, irrégulières, parfois assez abondantes, et sans que les altérations de la muqueuse soient très accentuées. Il est permis de se demander s'il n'existe pas, chez ces jeunes filles, des corps fibreux rudimentaires, dont le diagnostic ne pourra être établi que beaucoup plus tard.

MÉTRITE SÉNILE. — Après la ménopause la métrite présente également des allures particulières : elle donne rarement lieu à des souffrances vives ; l'atrophie progressive de l'utérus, les modifications survenues dans la circulation utéro-ovarienne semblent avoir fait disparaître les phénomènes de congestion et les réactions nerveuses ou vasculaires qui, chez les jeunes femmes, occasionnaient des douleurs lombo-abdominales accompagnées de pesanteur pelvienne.

La métrite sénile se manifeste presque exclusivement par des *pertes blanches* assez accentuées, et souvent *fétides*. Quelquefois ces pertes sont teintées de sang, et compliquées même de véritables hémorragies, peu abondantes, mais fréquentes, consistant soit en un suintement continu, soit en des pertes de sang brusques, violentes, dont la soudaineté impressionne vivement les malades et les médecins.

En effet, cette leucorrhée sanguinolente, d'odeur suspecte, survenant après la ménopause, et les hémorragies qui l'accompagnent, sont de nature à faire craindre une *affection cancéreuse* dont elles sont les symptômes les plus habituels.

Or le toucher ne révèle, le plus souvent, aucune lésion importante. Le vagin est un peu étroit ou présente même un commencement de *cloison-nement transversal*. Quand le doigt arrive sur le col, celui-ci paraît atrophié, réduit quelquefois à un simple petit nodule occupant le fond du vagin ; les culs-de-sac vaginaux sont effacés, mais n'offrent rien d'insolite, et les culs-de-sac péri-tonéaux, souples, permettent de sentir le corps utérin également diminué de volume. En général ces métrites ne retentissent guère sur les annexes.

Il existe un peu de rougeur de l'orifice vul-vaire, parfois les grandes lèvres sont le siège d'eczéma sec. Au spéculum on voit la muqueuse vaginale rouge, légèrement granuleuse et sou-vent sillonnée de vaisseaux rougeâtres disposés çà et là à la façon de petites étoiles. A l'orifice du col apparaissent des mucosités teintées de sang ou du sang pur, bien que la muqueuse ne soit pas bourgeonnante et ne fasse pas de saillie anormale. Monod, de Bordeaux, a signalé dans ces cas une altération des vaisseaux superficiels de la muqueuse qu'il attribue à l'athérome, et à laquelle il subordonne les hémorragies.

Il est à remarquer que souvent dans ces condi-tions la muqueuse vaginale et celle du museau de tanche donnent au papier de tournesol une réaction franchement acide; il y a là, peut-être. une circonstance qui augmente la virulence de certains germes contenus dans le vagin.

Dans quelques cas la métrite est plus accentuée, même chez des femmes qui n'ont pas eu d'accidents antérieurs : bien que les parois de l'utérus soient en voie d'atrophie, le col est béant et on constate à son orifice *un polype muqueux*, en même temps que l'hystéromètre introduit dans le canal cervico-utérin fait sentir, le long de la muqueuse, une série de petites inégalités qui sont dues à la présence d'autres polypes.

Quand l'utérus est fortement fléchi, en avant ou en arrière, les pertes blanches se produisent par petites crises plus ou moins espacées; elles ont alors une odeur très prononcée, témoignant des phénomènes de rétention qui ont précédé leur expulsion.

Il n'est pas rare d'observer en même temps une étroitesse accentuée du vagin, ou l'existence de brides transversales liées à une sorte de *sclérose progressive* du tissu cellulaire sous-muqueux de la paroi vaginale.

VI. *Hygiène et thérapeutique des métrites*. — Si la notion d'étiologie a une importance capitale au point de vue de la prophylaxie des métrites, elle n'a qu'une valeur restreinte lorsqu'il s'agit de leur thérapeutique.

Il n'existe pas, en effet, de *traitement spécifique* ayant une action curative constante, et dont le choix s'impose à l'exclusion de toute autre, selon la nature de l'infection utérine.

Les nombreux replis de la muqueuse, la situation profonde des culs-de-sac glandulaires, rendent très aléatoire l'emploi des topiques intra-utérins, et la curette elle-même ne peut pas atteindre tous les éléments des glandes malades.

Ces conditions anatomiques ne constituent pas les seules difficultés du traitement : quand la muqueuse utérine est infectée, les germes morbides n'ont que trop de tendance à envahir les organes profonds, plus directement en rapport avec le péritoine.

Souvent les manœuvres, nécessitées par les divers essais thérapeutiques, ont pour effet de provoquer des complications du côté des annexes, et ce danger est particulièrement redoutable dans les phases aiguës de la maladie.

Aussi doit-on chercher à prévenir l'invasion de la cavité utérine par les microbes pathogènes, et lorsque l'on n'a pu l'éviter, il faut s'appliquer à en reconnaître les premiers symptômes et à instituer dès le début une thérapeutique rationnelle.

La surveillance des inflammations vulvaires et vaginales, leur traitement précoce, constituent la meilleure prophylaxie des métrites.

MÉTRITES BLENNORRAGIQUES AIGUËS. — Dans les formes aiguës, si fréquemment compliquées de réactions péritonitiques, il est préférable de s'abstenir de toute thérapeutique militante et d'éviter des examens trop fréquents ou trop prolongés. L'immobilisation des malades au lit, dans le décubitus horizontal, l'application sur l'abdomen de pansements humides chauds, renouvelés trois ou quatre fois dans les vingt-quatre heures, rempliront la première indication, qui est de calmer les douleurs. On pourra recourir également à des lavements[1] ou à des suppositoires[2] à base d'opium et de belladone.

Si les douleurs sont très violentes, si elles s'étendent au delà de la région hypogastrique, on remplacera les compresses humides chaudes par des sacs de glace.

On pourra conseiller en même temps des injections vaginales faites matin et soir, lentement et sous faible pression, l'injecteur étant suspendu à 40 ou 50 centimètres du plan du lit. On aura soin d'assurer la sortie du liquide pour éviter la distension des culs-de-sac vaginaux qui serait douloureuse.

On se servira, avec avantage, de décoctions chaudes de pavots et de guimauve (deux têtes de pavots et une poignée de racines de guimauve, bouillies vingt minutes, dans trois litres d'eau). On ajoutera pour deux litres de cette

1. Mélange avec :

    Laudanum de Sydenham.......... 8 grammes.
    Teinture de belladone............ 2   —

On en ajoutera de *trente* à *quarante* gouttes dans un verre de décoction chaude de graines de lin, pour lavement à garder : 1 ou 2 en 24 heures.

2. Suppositoires avec :

    Extrait thébaïque................ 0,05 centigr.
    Extrait de belladone............ 0,01   —
    Antipyrine 0,50   —
    Beurre de cacao................ 3 grammes.

Pour un suppositoire, f. s. a. trois; 1 ou 2 en 24 heures.

décoction, préparée au moment de s'en servir, et refroidie à 40°, de 30 à 40 grammes de bicarbonate de soude et 15 grammes de chlorure de sodium.

Ce traitement convient à toutes les métrites aiguës, quelle qu'en soit la cause : il apaise assez promptement les souffrances.

Le succès de la méthode abortive, dans l'uréthrite masculine, a conduit un certain nombre de médecins à pratiquer d'emblée de grands lavages intra-utérins. D'autres, plus audacieux, ont préconisé le curettage.

Ces deux modes de traitement sont peu compatibles avec les réactions péritonitiques que présentent la plupart des malades, dans les formes aiguës : les traumatismes exercés sur la muqueuse ne peuvent que faciliter la diffusion de l'infection et son extension aux annexes.

Le plus souvent d'ailleurs, le médecin est consulté trop tard pour que la méthode abortive soit réellement efficace.

Il est plus prudent d'immobiliser les malades, de traiter la vulvo-vaginite par des irrigations émollientes et alcalines, précédées de savonnages à l'aide d'une compresse de gaze (Tuffier, et suivies d'attouchements d'ouate hydrophile imbibée d'une solution de permanganate de potasse à 1/1000° ou d'acide picrique à 1/200°, puis d'un tamponnement avec une gaze vaselinée pour séparer les surfaces malades.

On fera dans l'urèthre des injections d'acide picrique à 1/200° et on touchera les glandes vestibulaires avec une solution d'acide picrique à 1/100ᵉ ou de nitrate d'argent à 1/50ᵉ.

Dès que l'irritation violente du début s'est apaisée, on remplace les injections émollientes par de grands lavages au permanganate de potasse à 1/5000ᵉ, et même au-dessous, s'il le faut, puis on élève plus tard le taux de la solution, selon les réactions observées. On peut en injecter, deux ou trois fois par jour, de deux à quatre litres à 40-42°.

La fréquence des injections ne permet pas, en dehors des hôpitaux, de recourir à des pansements vaginaux.

FORMES CHRONIQUES. — Quand la blennorragie se présente sous la forme chronique, le traitement local est d'une exécution plus facile et n'offre pas le même danger.

Divers moyens ont été proposés pour faire pénétrer les médicaments dans la cavité utérine, le choix en est subordonné aux conditions propres à chaque malade.

Badigeonnages intra-utérins. — Ils consistent à introduire dans la cavité utérine un peu d'ouate hydrophile stérilisée, fixée sur un porte-topique quelconque, bien imbibée d'une solution antiseptique et que l'on promène sur toute la muqueuse. On peut employer des solutions d'acide picrique à 1/100ᵉ, de protargol à 5/100ᵉ, de nitrate d'argent à 1/150ᵉ, de glycérine créosotée à 1/3, acide lactique à 25/100ᵉ, etc.

De tous les pansements intra-utérins, ce sont les plus habituellement pratiqués, mais leur action est bien incomplète. Serré au niveau du canal cervico-utérin, le tampon d'ouate est exprimé quand il arrive dans la cavité de l'utérus, et n'y apporte qu'un faible reliquat du médicament.

De plus il est d'une application plus difficile qu'il ne le paraît. L'étroitesse de l'orifice cervico-utérin, chez les nullipares en limite l'emploi aux femmes qui ont eu des enfants. Les efforts à l'aide desquels on fait pénétrer l'instrument ne sont pas toujours sans inconvénient; ils peuvent déchirer la muqueuse et provoquer des complications péri-utérines.

Instillations. — Les instillations intra-utérines paraissent plus simples; à moins de sténose, la sonde fine qui termine la seringue de Braun, préalablement aseptisée, franchit aisément le col, et elle permet de faire pénétrer dans la cavité utérine 8 ou 10 gouttes, et même 1 centimètre cube d'une solution d'acide picrique à 1/100e, de protargol à 5/100e, de nitrate d'argent à 1/50e, puis on retire la sonde avec précaution, en laissant le liquide dans l'utérus. Ce moyen est déjà beaucoup plus fidèle que le premier, mais l'instillation n'est pas toujours très bien supportée : dès les premières gouttes, la muqueuse utérine violemment impressionnée, provoque parfois des contractions douloureuses, plus ou moins prolongées; ces phénomènes varient beaucoup d'ailleurs selon la tolérance de chaque utérus. Ces instillations doivent être renouvelées à trois ou quatre jours d'intervalle.

Avant de les répéter il est bon de s'assurer qu'elles n'ont déterminé aucune réaction péri-utérine. Il n'est pas rare d'observer un peu d'induration et de douleur à l'origine de la trompe. On ne saurait invoquer, dans ces conditions, le reflux du liquide ; il est plus rationnel d'incriminer l'irritation de la muqueuse utérine provoquée par l'injection, et qui gagne la trompe.

Lavages intra-utérins. — On a préconisé de grands lavages de l'utérus analogues à ceux qui sont employés chez l'homme. Des sondes intra-utérines, comme celles de Tarnier, de Budin, et surtout celle de Fritsch-Bozemann, permettent de les pratiquer chez les multipares, sans dilatation préalable. Ces injections intra-utérines sont bien supportées quand l'écoulement en retour du liquide est parfaitement assuré. Il faut introduire la sonde très doucement. faire passer l'injection lentement, et sous faible pression : au début, la quantité de liquide injecté ne dépassera pas 1/2 litre, puis on augmentera progressivement jusqu'à 1 litre. Les solutions de choix, pour les blennorragiques, sont le permanganate de potasse à 1/4000 ou l'acide picrique à 5/1000. Les femmes devront garder le lit pendant quelques heures après cette opération.

Ce procédé n'est pas toujours inoffensif, et les essais de ce genre sont assez fréquemment suivis de réactions du côté des annexes. Le traumatisme exercé sur le canal cervico-utérin. l'irritation de la muqueuse consécutive à l'injection, ont dans la production de ces complications une part plus importante que le passage du liquide dans les trompes dont parlent certains auteurs.

Dilatation et pansements intra-utérins. — Il est préférable, quand les malades consentent à se soumettre à un repos prolongé, de recourir préalablement à la dilatation de l'utérus par des laminaires et de faire suivre ces grandes injections de pansements intra-utérins. On introduit dans la cavité utérine des lanières de gaze stérilisée, que l'on imbibe d'acide picrique, de permanganate de potasse, ou de glycérine créosotée, etc.

Le curettage, recommandé par beaucoup de chirurgiens, ne trouve guère ici son application. Il épargne de nombreux culs-de-sacs glandulaires situés profondément, d'où l'infection se répand très rapidement sur la muqueuse cruentée.

Traitement des érythèmes cruraux. — Bien que les érythèmes cruraux ne jouent dans ces maladies qu'un rôle épisodique, on ne doit pas négliger leur traitement.

Des bains simples ou émollients répétés (son, amidon), des lotions fréquentes pour lesquelles on peut employer de l'eau bouillie simple ou des décoctions de laitue, de fleurs de camomille, et que l'on fera suivre de l'application de poudre de talc additionnée d'oxyde de zinc et d'acide borique, amélioreront assez vite ces éruptions. Pendant la nuit, si l'irritation locale est très vive, on appliquera des cataplasmes tièdes de fécule de pommes de terre ou des compresses amidonnées; dès que la rougeur et la cuisson auront diminué, on les remplacera par des pommades [1] à l'oxyde de zinc ou au bismuth.

Mais si la pigmentation existe déjà, elle ne disparaîtra que très lentement, elle n'est généralement pas influencée par les soins locaux.

Rechutes. — Malgré la persistance et la régularité du traitement, il n'est pas rare de voir la guérison rester incomplète et les phénomènes de catarrhe reparaître, au grand désespoir des malades et au grand découragement des médecins.

Ces rechutes sont souvent imputables à l'insuffisance du traitement : beaucoup de femmes acceptent des soins pendant quelques semaines, puis elles y renoncent dès les premiers indices d'amélioration, avant d'avoir obtenu un résultat définitif ; parfois ce sont les médecins qui hésitent à prolonger indéfiniment des pansements onéreux pour les patientes, et laissent leur œuvre inachevée, en se contentant des apparences de la guérison.

On ne saurait trop répéter aux malades et aux médecins que les soins nécessités par la métrite blennorragique chronique ne sont efficaces qu'à la condition d'être prolongés. En raison de la profondeur des culs-de-sac glandulaires, des nombreux replis qui masquent leurs orifices, des modifications apportées dans les vaisseaux et dans

1. Lanoline........ 12 gr. Aleptine .... 30 gr.
Vaseline........ 8 — Oxyde de zinc... 10 —
Oxyde de zinc.. 10 —

Vaseline........ 30 gr. Aleptine .... 30 gr.
S.-nitr. bismuth. 5 — S.-nitr. bismuth. 5 —

les glandes de l'utérus par la menstruation, il faut un traitement long et minutieux pour arriver à la guérison.

Dans certains cas, la recrudescence des accidents est due à des infections secondaires qu'on évitera, si l'on applique au cours des examens et des pansements, les règles les plus minutieuses de l'asepsie.

Lorsqu'il existe des complications du côté des trompes, l'échec est parfois imputable à des *réinfections* provenant du *reflux des sécrétions tubaires* dans la cavité utérine.

Mais de toutes les difficultés que l'on rencontre dans le traitement de la métrite blennorragique, la plus importante consiste assurément dans la fréquence des *réinoculations*.

La blennorragie de la femme a pour origine celle de l'homme; celle-ci, comme la première, peut être latente, fruste, ignorée même, sans rien perdre de son pouvoir contagieux. Aussi le traitement de la métrite est-il voué à l'insuccès si de temps en temps la malade retourne s'approvisionner de gonocoques à la source même où elle avait puisé l'infection. Chez les personnes qui mènent une vie irrégulière, les chances d'inoculation nouvelle, pour être plus variées n'en sont que plus nombreuses et plus accentuées.

Mais le danger n'est pas moindre dans la vie conjugale, et il est d'autant plus difficile d'en préserver la femme, que celle-ci ignore le plus souvent la véritable cause de son mal; le premier usage qu'elle fait de sa guérison consiste à s'exposer à de nouveaux accidents.

Dans certains ménages, la blennorragie persiste à l'état continu, se manifestant tantôt chez l'un, tantôt chez l'autre des conjoints, par de petites recrudescences, qui attirent à peine l'attention, jusqu'au jour où éclatent, le plus souvent chez la femme, des complications de la plus haute gravité !

Le seul procédé pour obtenir une guérison certaine, serait de traiter en même temps les deux malades d'une manière aussi complète et aussi prolongée que les circonstances l'exigent.

Malheureusement ces conditions ne sont guère réalisables dans la pratique : ce n'est pas toujours le médecin de la femme qui est appelé à donner ses soins au mari. Il n'est guère possible au gynécologue d'intervenir directement auprès de celui-ci, pour l'obliger à suivre le traitement nécessaire. La question se complique d'ailleurs de considérations morales, sentimentales et autres, que le souci le plus rigoureux de l'hygiène ne saurait faire oublier.

Il est permis d'espérer que, dans l'avenir, le rôle du médecin sera facilité par la diffusion des notions sur le danger des maladies vénériennes, que l'on cherche si justement à répandre.

La Société de Prophylaxie, fondée par le professeur Fournier, pourra rendre à ce propos d'inappréciables services. Bien que son existence soit encore assez récente, son action se fait déjà sentir avantageusement, car on voit des maris plus soucieux de leur santé, et beaucoup plus préoccupés des accidents qui surviennent chez leur femme. Avec un peu de diplomatie, le médecin profitera de ces dispositions pour arriver à la solution rêvée.

Aussi, parmi les adjuvants du traitement, convient-il de faire une juste place aux *œuvres de prophylaxie*.

MÉTRITES PUERPÉRALES. — Les formes aiguës, précoces, de la *métrite puerpérale*, coïncident habituellement avec des lésions des annexes. Il faut tout d'abord exiger l'immobilité absolue des malades, et prescrire des applications de glace sur l'abdomen.

On calmera les douleurs, s'il y a lieu, par des suppositoires ou des lavements opiacés.

S'il existe de l'odeur des lochies, on fera, avec les plus grandes précautions, des injections intra-utérines d'un ou de deux litres d'eau bouillie. que l'on coupera de 1/5e ou de 1/10e d'eau oxygénée à 12 volumes.

Si l'on constate la rétention de débris placentaires ou de caillots sanguins, le curettage sera le traitement de choix. Il est préconisé à la fois par les chirurgiens et par la plupart des accoucheurs.

M. le professeur Pinard en est partisan lorsque les accidents sont précoces, très rapprochés de l'accouchement, et observés dès le début. Il préfère plus tard les injections intra-utérines faites doucement, dans la crainte de faciliter la diffusion des germes.

Champetier de Ribes [1] fournit à l'appui du

1. Champetier de Ribes. *Soc. obstétr. Gynéc. et péd.*, juillet 1905.

curettage des statistiques très encourageantes.

On s'abstiendra, à cette période, d'introduire des instruments dans l'utérus, sous prétexte d'instillations antiseptiques ou caustiques.

Le repos, l'immobilité, des lavages vaginaux antiseptiques à l'eau oxygénée (100 grammes d'eau oxygénée à 12 volumes pour 900 grammes d'eau bouillie, à l'acide phénique à 1/50ᵉ, au permanganate de potasse à 1/1000ᵉ, sont les principaux éléments du traitement.

Un peu plus tard on complétera ces soins par des pansements vaginaux, en appliquant sur le col des tampons de gaze stérilisée bien imbibés de *glycérine*[1] *au thigénol*, ou *à l'ichthyol*[2] qu'on laissera en place vingt-quatre ou trente-six heures. Si superficiels que soient ces soins, qui ne peuvent atteindre l'infection profonde de l'utérus, ils diminuent la congestion de l'organe, et, en provoquant l'hypersécrétion des glandes, ils contribuent dans une certaine mesure à modifier avantageusement la muqueuse.

Plus tard, quand la métrite est franchement passée à l'état chronique, elle sera justiciable des procédés de thérapeutique intra-utérine, en usage pour la blennorragie chronique : *badigeonnages, instillations, injections, pansements, après dilatation, curettage.* La technique est la même. Le choix des substances seul varie : on emploie

1. Mixture avec : Glycérine.......... 200 grammes.
                  Thygénol 50   —
2. Mixture avec : Glycérine 250   —
                  Ichthyol........... 10   —

de préférence l'*eau oxygénée* à 12 volumes, le *chlorure de zinc* à 1/10ᵉ et même à 1/5ᵉ, la *glycérine créosotée* à 1/3, le *naphtol camphré*, le *collargol* [1] à 1/20ᵉ, etc.

Mais il n'existe pas de thérapeutique réellement spécifique. Contre le catarrhe chronique de la métrite, quelle qu'en soit la cause, les injections et les pansements au permanganate de potasse, à l'acide picrique peuvent rendre de réels services, et leur efficacité ne peut être considérée comme une preuve de la nature blennorragique de l'infection.

Les crayons médicamenteux recommandés par de nombreux gynécologues ne m'inspirent pas une grande confiance. Mous, ils se placent difficilement dans la cavité utérine, pour peu que celle-ci soit coudée; durs, ils constituent un élément de traumatisme qui n'est pas sans danger. On observe assez souvent des réactions du côté des annexes à la suite de l'application de ces crayons.

On peut chercher à introduire directement diverses poudres dans la cavité utérine dilatée : *iodoforme*, *iodol*, etc. Le *bleu de méthylène* en poudre, chimiquement pur, porté sur la muqueuse utérine à l'aide d'un petit tampon d'ouate hydrophile roulé sur un porte-topique et trempé dans de l'huile de vaseline, modifie l'endométrium d'une

---

1. Collargol...................... 2 grammes.
   Eau distillée.................. 25   —
   Glycérine 15   —
Pour instillations ou attouchements.

manière remarquable quand la suppuration a disparu et que le catarrhe seul persiste.

Contre la pyorrhée persistante, rebelle aux pansements variés, on peut essayer le curettage dont l'action est moins discutable que dans la blennorragie.

Souvent ces divers modes de traitement échouent à cause de la localisation profonde des lésions. Les glandes cervicales enflammées pénètrent dans la couche musculaire et s'allongent au point de traverser toute l'épaisseur de la paroi cervicale, elles viennent faire saillie sur les bords du museau de tanche, ou sur la face externe du col, en formant ces petits kystes désignés sous le nom d'*œufs de Naboth*.

Lorsque le col a été largement déchiré au cours d'un accouchement, la muqueuse enflammée, épaissie, refoule les lèvres de dedans en dehors, les écarte et vient faire saillie à l'orifice, présentant une surface ulcérée, bourgeonnante, que l'on a justement comparée à l'*ectropion* des blépharites chroniques.

La guérison de pareilles lésions ne peut s'obtenir que par des procédés tendant à supprimer les parties malades ou à les transformer.

Les pansements locaux les plus variés ne sauraient avoir ici quelque efficacité.

Quand les altérations sont relativement récentes et encore peu accentuées, on peut recourir au *hersage* (Doléris), consistant à faire pénétrer dans l'épaisseur du col malade une sorte de scarificateur à plusieurs lames, qui déchire les glandes

14

malades, les vide de leur contenu, et donne accès aux divers antiseptiques à l'aide desquels on veut combattre l'infection.

Les *scarifications linéaires* (A. Siredey)[1] produisent souvent de bons résultats. Il ne s'agit pas ici de simples mouchetures comme on les pratique habituellement dans le but de faire une saignée sur le col congestionné. A l'aide d'une lame fine, très tranchante, on fait, sur la muqueuse malade et sur les petits kystes glandulaires, après lavages antiseptiques, des incisions très rapprochées, à la façon des hachures d'un dessin, comme on les pratiquait couramment autrefois sur les lupus. La lame doit être introduite assez profondément, de manière à pénétrer aussi loin que possible dans les glandes malades. Ces incisions sont généralement bien tolérées : certaines femmes les sentent à peine, et même quand il en résulte quelque douleur, celle-ci est supportable. On renouvelle l'opération toutes les semaines, en attaquant successivement divers points des tissus malades, et en revenant sur ceux. au niveau desquels l'induration, la rougeur, la tuméfaction, attestent la persistance des lésions. On fait. ensuite, de simples attouchements avec de l'eau oxygénée à 12 volumes, puis des lavages à l'eau . additionnée de liqueur de Labarraque, suivis de l'application de gazes antiseptiques.

On peut aussi, à la suite de ces scarifications linéaires, badigeonner les surfaces cruentées à l'aide

1. A. Siredey, *Bullet. Soc. médic. des hôpitaux*, 1899.

d'une solution de chlorure de zinc à 1/5°. Je n'ai jamais constaté de complications, du côté des lymphatiques ou des annexes, à la suite de ce traitement qui n'a d'autre inconvénient que d'être un peu long.

Cette dilacération des tissus malades est suivie d'une sclérose cicatricielle diffuse éminemment favorable à la guérison.

Contre les lésions de ce genre, M. le D* Richelot a remis en honneur, depuis quelques années, l'emploi du *caustique de Filhos*, dont les excellents effets ont été constatés par la plupart de ceux qui y ont eu recours.

Après avoir fait une injection antiseptique et placé en arrière du col un tampon d'ouate stérilisée destiné à protéger le cul-de-sac postérieur, on cautérise largement la muqueuse épaissie à l'aide d'un crayon de Néofilhos, qu'on enfonce dans l'orifice cervical, et qu'on promène sur toutes les parties malades jusqu'à ce que leur surface présente une coloration noirâtre, indice de la formation d'une eschare.

L'application ne doit pas dépasser une ou deux minutes au plus, on la restreindra quelquefois à moins d'une minute, en tenant compte de l'effet obtenu bien plus que du temps employé. Il est préférable que la cautérisation soit légère, et renouvelée plus souvent; lorsqu'elle produit une eschare trop profonde elle peut donner lieu ultérieurement à des sténoses cicatricielles. C'est d'ailleurs le reproche que l'on a fait, avec un peu trop de sévérité, à cette méthode, dont les résultats sont réellement très favorables.

A côté de ces procédés médicaux, simples, qui ont l'avantage d'être à la portée de tous les praticiens, on a préconisé *diverses opérations chirurgicales* : la *dissection de la muqueuse malade* (Paul Petit); *l'excision de la muqueuse avec ablation d'une partie de la paroi cervicale* (Bouilly); *l'amputation du col* (Schrœder, *l'avivement de la muqueuse avec suture au niveau des déchirures latérales* (Emmet). Ce sont là de bonnes opérations, assurément, mais elles exigent une certaine habileté chirurgicale, qui ne permet pas à tous les praticiens de les aborder.

On ne saurait d'ailleurs opposer le traitement médical au traitement chirurgical : chacun d'eux a ses indications, basées sur l'étendue et la gravité des lésions.

Au début, quand l'éversement de la muqueuse est modéré, et les altérations glandulaires encore limitées, il est plus rationnel de recourir au *hersage* ou aux *scarifications linéaires*. A une période plus avancée, l'*emploi du caustique de Filhos* est préférable.

Mais contre les *gros cols scléro-kystiques* largement fendus et renversés, et à plus forte raison contre les cols atteints d'*allongement hypertrophique*, qui remplissent une partie du vagin, *le traitement chirurgical* s'impose; en différant de l'exécuter, on ne peut que retarder la guérison des malades et les exposer à des complications.

MÉTRITES BANALES. — Généralement d'origine *endogène*, les métrites banales réclament des soins moins compliqués. Dans la majorité des cas, un simple traitement vaginal suffit : injections alcalines [1] et astringentes [2], pansements cervicaux à la glycérine thigénolée ou ichthyolée. De temps en temps on peut introduire dans la cavité utérine, à l'aide d'un porte-topique, de petits tampons d'ouate stérilisée bien imbibés de chlorure de zinc à 1/10ᵉ ou à 1/5ᵉ.

Les pansements avec des tampons glycérinés, ou des ovules, doivent être faits surtout dans les jours qui précèdent et dans ceux qui suivent immédiatement les règles.

MÉTRITES VIRGINALES. — Lorsqu'on se trouvera en présence d'une métrite chez une jeune fille, on s'efforcera d'en déterminer avec précision la cause. L'examen des sécrétions est indispensable en pareil cas, et il révélera souvent une infection blennorragique ignorée.

Qu'il s'agisse de catarrhe simple, de catarrhe purulent ou d'hémorragies, les indications du traitement sont les mêmes que chez les femmes, aussi ne devra-t-on pas se contenter, comme on le fait trop souvent, de soins généraux, dont l'insuffisance est démontrée par la persistance des accidents.

L'abstention prolongée peut être la cause de complications graves du côté des annexes.

---

1. Injections alcalines : Liqueur de Labarraque, de 10 à 20 grammes par litre d'eau bouillie.
2. Injections alcalines et astringentes :

Borate de soude................... 20 grammes.
Tanin............................. 6   —

Pour un paquet, à dissoudre dans 2 litres d'eau bouillie.

Quand on a constaté l'inefficacité du *repos*, des *injections vaginales* (faites à l'aide de petites canules spéciales), du traitement général, il faut *dilater* l'orifice vulvaire, examiner minutieusement l'utérus, et instituer une thérapeutique appropriée aux lésions que l'on découvre.

Métrites séniles. — Elles exigent en général des soins peu compliqués : irrigations vaginales alcalines, injections à l'eau oxygénée ou au permanganate de potasse, si la leucorrhée est fétide.

On y joindra, dans quelques cas, des attouchements intra-utérins ou des instillations de chlorure de zinc, de teinture d'iode, etc., avec ou sans dilatation, selon les circonstances.

Lorsqu'il existe des brides vaginales, elles devront être traitées chirurgicalement, si la dilatation ne suffit pas.

On se méfiera des hémorragies qui surviennent après la ménopause. et qui sont presque toujours en rapport avec des affections de mauvaise nature, dont on s'efforcera de préciser le diagnostic par l'examen histologique des éléments de la muqueuse, raclés à l'aide d'une curette.

Métrites hémorragiques. Rétentions placentaires. — Lorsque les hémorragies sont causées par des rétentions placentaires ou déciduales consécutives à un accouchement ou à une fausse couche, le traitement s'impose dès que le diagnostic est établi.

Il doit consister dans l'ablation aussi complète et aussi prompte que possible des débris que renferme l'utérus. Toute autre thérapeutique est illusoire et elle pourrait être dangereuse : le repos absolu au lit, les injections très chaudes, prolongées, semblent arrêter momentanément l'écoulement du sang, mais il ne tarde pas à reparaître par poussées soudaines, et s'accompagne presque toujours de caillots.

L'emploi du seigle ergoté, de l'ergotine ou de l'ergotinine, est nettement contre-indiqué ; sans arrêter l'hémorragie, ces substances excitent les contractions du col utérin et rendent plus difficile une intervention décisive. Les applications hémostatiques sur le col, telles que *perchlorure de fer, sérum gélatiné*, pourraient arrêter momentanément la perte de sang, en provoquant la formation d'un caillot à l'entrée du col, mais l'infection ultérieure de ce caillot exposerait les malades à de graves accidents.

Aussi doit-on recourir immédiatement à des moyens mécaniques : le *curettage*, l'*écouvillonnage*, ou le *curage digital* de l'utérus.

Le *curage digital* est préconisé par la plupart des accoucheurs et surtout par mon maître, M. le Professeur Budin : il consiste à introduire la main ou tout au moins un ou plusieurs doigts dans la cavité utérine, et à décoller doucement tous les débris. Cette pratique expose moins aux perforations, qui pourraient résulter d'une manœuvre maladroite de la curette, mais elle assure peut-être une asepsie moins parfaite. Elle est d'ailleurs d'une application difficile lorsqu'on est en présence d'une fausse couche de sept ou huit semaines, comme c'est le cas le plus fréquent dans la pratique gynécologique.

L'emploi de l'écouvillon peut donner de bons résultats : un écouvillon rigide, en plume, ou en crins très durs, promené vigoureusement sur toute la muqueuse utérine, arrive à désagréger les petits débris placentaires et à nettoyer suffisamment la muqueuse.

Néanmoins le curettage paraît le traitement de choix : il est applicable à tous les cas, et semble d'une exécution plus facile.

On aura soin, aussitôt après l'opération, de pratiquer le toucher intra-utérin, pour s'assurer qu'il ne reste plus de débris, et on passera ensuite dans la cavité utérine un tampon d'ouate chargé d'eau oxygénée à 12 volumes, puis on fera une injection intra-utérine d'eau bouillie.

S'il n'existait pas de signes d'infection antérieurement au curettage, il n'est pas nécessaire de laisser un pansement dans la cavité de l'utérus. Lorsqu'on a constaté un écoulement fétide, ou de petits mouvements de fièvre, il est préférable d'introduire une gaze imbibée d'acide phénique à 1/20e ou de glycérine créosotée à 1/3 qu'on laisse en place vingt-quatre heures, et qu'on renouvelle pendant quelques jours, s'il y a lieu.

MÉTRITES POLYPEUSES OU VILLEUSES. — Quand les hémorragies sont liées à l'existence de *polypes*, ou d'*épaississement* de la muqueuse, dont les éléments hypertrophiés prennent l'aspect *villeux*, le curettage est encore le traitement de choix, car seul il permet l'ablation complète de la muqueuse altérée. On le fait suivre de pansements intra-utérins à la *glycérine créosotée*, puis plus tard au *bleu de méthylène* en poudre.

Les débris de la muqueuse enlevés par la curette doivent faire l'objet d'un examen histologique minutieux. C'est ainsi que, plus d'une fois, on découvre des lésions qui permettent d'établir le diagnostic précoce d'un cancer et d'en hâter le traitement dans des conditions plus favorables.

MÉTRITE PARENCHYMATEUSE. — Il en est tout autrement lorsque l'on se trouve en présence d'une *métrite parenchymateuse* et d'autres affections dans lesquelles les altérations de la muqueuse sont réduites au minimum, ou peuvent manquer complètement. Non seulement le curettage et les pansements répétés n'ont qu'une action très contestable sur les métrorragies, mais ils peuvent avoir des conséquences fâcheuses : ces utérus ont souvent perdu leur contractilité ; ils ne reviennent que très incomplètement sur eux-mêmes après une dilatation, laissant la cavité utérine béante et exposée à toutes les infections. De plus, le traumatisme exercé sur la muqueuse contribue quelquefois à exagérer les tendances congestives.

On devra surtout recourir au traitement général destiné à combattre l'arthritisme : régime alimentaire sévère, suppression des épices, suppression des excitations générales ou locales. On prescrira le repos absolu au lit, des injections émollientes pratiquées lentement, sous faible pression, ou des injections légèrement astringentes, des applications hémostatiques, faites avec toutes les précautions antiseptiques.

Si les hémorragies persistent malgré le repos et les injections, on donnera des préparations de seigle ergoté, d'ergotine ou d'ergotinine, d'hamamelis ou d'hydrastis, etc. Mlle Robineau, dans des cas relevant de la syphilis, a obtenu la disparition des métrorragies en soumettant les malades au traitement spécifique.

La même règle sera suivie vis-à-vis des métrorragies observées chez des jeunes femmes ou chez des jeunes filles en dehors même de toute modification importante du parenchyme utérin.

Quand ces moyens ont échoué, on peut, chez les unes comme chez les autres, sans dilatation préalable, recourir aux injections intra-utérines de chlorure de zinc, ou à des badigeonnages à l'aide de fins tampons d'ouate hydrophile bien imbibés des mêmes solutions.

L'hémorragie apaisée, des injections émollientes répétées, des pansements cervicaux à base d'ichthyol, de thigénol ou d'airol, aussi peu irritants que possible, suivis de bains, de saisons d'eaux minérales appropriées à la santé générale des malades, activeront la guérison.

QUATRIÈME PARTIE

MALADIES DES ANNEXES DE L'UTÉRUS

---

1. *Étiologie et Pathogénie.* — Les inflammations des annexes ont leur point de départ dans l'utérus[1] : ce sont des *complications immédiates* ou *tardives des métrites.*

L'infection utérine se propage tantôt par la voie directe, suivant la continuité des muqueuses, tantôt par les lymphatiques. Les microbes pathogènes contenus dans la cavité utérine pénètrent dans la trompe par son orifice interne, et cheminent jusqu'à son pavillon, d'où ils gagnent l'ovaire et le péritoine pelvien. Ou bien, envahissant les lymphatiques, ils traversent avec eux les parois utérines, atteignent d'emblée le pavillon de la trompe et l'ovaire, ou se fixent en un point quelconque du ligament large ou du péritoine pelvien.

En réalité, l'infection ne se localise pas d'une

---

1. F. Siredey. *De la fréquence des altérations des annexes dans les maladies de l'utérus*, Th. Paris, 1860.

manière aussi schématique. Bien qu'elle ait son siège principal dans *les muqueuses* de l'utérus et de la trompe, elle réagit plus ou moins sur le *tissu cellulaire* et sur le *péritoine* qui les entourent. De même que si elle part d'une *déchirure du col*, par exemple, la muqueuse utérine étant intacte, elle se fixera particulièrement *sur le ligament large*, mais elle pourra, secondairement, atteindre le *péritoine* et même la *trompe* ou l'*ovaire*.

C'est ainsi que, dans les formes aiguës, on observe souvent des phénomènes diffus, que le Professeur Pozzi décrit très judicieusement sous le *nom de périmétro-salpingite*.

Dans les variétés subaiguës ou chroniques, les altérations, mieux limitées, se prêtent à des classifications plus précises, basées sur la localisation, sinon exclusive, du moins prédominante, des lésions *sur les trompes et les ovaires*, sur le *tissu cellulaire périutérin*, et sur *le péritoine pelvien*.

En général, *les salpingites, salpingo-ovarites*, sont dues à la propagation de l'infection par la *continuité des muqueuses*, tandis que les *paramétrites, phlegmons du ligament large*, relèvent de *lymphangites utérines*. La *pelvi-péritonite* peut aussi bien être consécutive aux lymphangites utérines (J.-L. Championnière, F. Siredey) qu'aux salpingo-ovarites (Lawson Tait, Tilt, Pozzi, etc.).

Les infections tubo-ovariennes ne peuvent-elles pas, dans certains cas, reconnaître une origine intestinale, indépendante de toute cause utérine, les microbes pathogènes contenus dans l'intestin étant transmis directement aux trompes ou aux ovaires par les lymphatiques qui unissent ces organes?

Il existe des connexions des lymphatiques intestinaux avec ceux des ovaires et des trompes au niveau du rectum, à gauche, et au voisinage de l'appendice cæcal, à droite. De plus, la présence du coli-bacille a été constatée maintes fois dans les abcès péri-tubaires ou ovariens. Est-on autorisé à conclure, du rapprochement de ces deux faits, que certaines inflammations tubo-ovariennes peuvent éclater inopinément, sans altération préalable de l'utérus, et sous la seule influence d'une infection intestinale?

Les abcès, signalés au voisinage du pavillon de la trompe droite au cours d'appendicites, sont des exemples de suppurations à distance, comme on en rencontre en divers points de l'abdomen, même chez l'homme; mais de tels faits sont rares.

On doit considérer comme exceptionnel ce retentissement des infections intestinales sur les organes génitaux *sains*; toutefois. il n'en est pas de même lorsque ceux-ci sont déjà *malades*. Les adhérences qui s'établissent au niveau du cul-de-sac postérieur, entre les ovaires et les trompes prolabés et le péritoine pelvien, en même temps que les rapports étroits que celui-ci affecte avec l'intestin, créent entre ces organes des connexions plus intimes et plus favorables aux échanges pathologiques.

Aussi est-il fréquent d'observer une *recrudescence des lésions annexielles* sous l'influence de *troubles intestinaux*, et l'apparition de *complications intestinales* au cours d'*affections utéro-ovariennes*.

Les inflammations des annexes reconnaissent les mêmes causes que les affections utérines qui leur ont donné naissance; mais, bien que les métrites dues à des infections banales soient assez fréquentes, elles ne se compliquent que très exceptionnellement de salpingo-ovarites en dehors des traumatismes; celles-ci surviennent presque toujours sous l'influence de la blennorragie ou de complications puerpérales.

Quelquefois le gonocoque est resté latent durant la grossesse; il envahit rapidement l'utérus et les annexes aussitôt après la délivrance, en donnant lieu à des accidents aigus que l'on met trop facilement sur le compte de la puerpéralité.

Un travail récent[1] du Dr James West, de New-York, fait remarquer que dans la proportion de 62 1/2 p. 100, des salpingites qu'il observe, sont liées à la *blennorragie*, 16 p. 100 relèvent de *l'avortement* et 21 1/2 p. 100 de *diverses causes incertaines* telles que *tuberculose, infection colibacillaire* ou *pneumo-coccique*.

Ce dernier chiffre seul paraît excessif, les microbes vulgaires du canal génital n'ayant guère de tendance à envahir les organes profonds en dehors de l'accouchement et des traumatismes opératoires ou explorateurs.

---

1. *The prophylaxis and treatment of pyosalpinx by James West (New-York Medical Record*, 24 juin 1904).

Blennorragie. — On ne doit pas hésiter à considérer *la blennorragie* comme la cause la plus importante et la plus fréquente des complications annexielles.

La présence du gonocoque a été maintes fois constatée dans les abcès *tubaires* ou *ovariens* et dans les *suppurations pelviennes*. Il est possible qu'il disparaisse à la longue, et qu'on ne retrouve que des organismes non spécifiques, tels que le *staphylocoque* ou le *streptocoque*, mais il n'en a pas moins été l'agent essentiel de l'infection, que son action ait été isolée ou qu'elle se soit compliquée de l'intervention d'autres organismes dont il a exalté la virulence.

L'observation clinique est d'ailleurs parfaitement d'accord avec la bactériologie : elle montre de la façon la plus nette, au début d'un très grand nombre d'infections génitales, que la blennorragie est le point de départ de tous les accidents ultérieurs.

Il existe cependant de grandes différences suivant les cas : chez certaines femmes, la blennorragie ne donne lieu qu'à une légère inflammation vulvo-vaginale qui passe à peu près inaperçue; elle se localise presque d'emblée sur le col utérin où elle se révèle par un catarrhe mucopurulent indéfiniment prolongé, sans envahir les organes profonds.

Dans d'autres cas, au contraire, l'affection devient rapidement envahissante, elle gagne la cavité utérine, puis les trompes où elle se manifeste par des réactions péritonéales plus ou moins violentes.

Cette marche rapidement ascendante est-elle liée à une virulence particulière du gonocoque, ou à l'influence d'associations microbiennes diverses? Il serait difficile de préciser ce détail, car l'observation clinique nous montre, à ce point de vue, des faits assez incohérents.

Quelques *blennorragies aiguës* restent *vaginales et cervicales*, malgré l'absence de soins, et en dépit d'excès répétés, tandis qu'on voit des fillettes *accidentellement contaminées*, sans aucun *traumatisme vulvo-vaginal*, présenter une prompte extension de la maladie aux *organes génitaux profonds* et *jusqu'au péritoine pelvien*.

Les vieilles blennorragies chroniques ne nous réservent pas moins de surprises. On constate, chez des femmes, l'apparition subite de complications annexielles, alors qu'on ne distingue au niveau du col que la gouttelette de mucus à peine louche que l'on est accoutumé à y rencontrer depuis plusieurs années, et qui n'a donné lieu à aucune réaction nouvelle, tout soupçon de contagion récente étant d'ailleurs dûment écarté.

C'est alors qu'on invoque diverses causes occasionnelles : fatigues générales ou locales, refroidissement, explorations médicales, traumatismes divers, etc., or ces circonstances elles-mêmes peuvent faire défaut, et quelquefois rien ne permet d'expliquer la complication observée.

Infection puerpérale. — Les infections utérines, d'origine puerpérale, sont plus rares qu'autrefois, et elles sont moins fréquemment le point de départ de lésions annexielles, grâce à l'asepsie ou à l'antisepsie. S'il survient des complications, elles sont traitées de manière à éviter l'infection des organes profonds. Cependant, les diverses circonstances qui accompagnent l'accouchement et la délivrance permettent aux microbes pathogènes d'envahir rapidement les orifices tubaires dilatés par la grossesse, les veines et les lymphatiques largement ouverts au niveau de la plaie placentaire.

Aussi est-ce surtout dans les infections postpartum que se produisent ces altérations diffuses, intéressant à la fois tous les organes du bassin.

Les déterminations annexielles sont plus fréquentes lorsqu'il a fallu recourir au *forceps*, à la *version*, ainsi qu'à *diverses interventions* digitales ou instrumentales, pour l'extraction du placenta. Les traumatismes obstétricaux offrent toujours à ce point de vue un certain caractère de gravité, même quand ils sont pratiqués aseptiquement, ils peuvent donner lieu à des déchirures très limitées, qui faciliteront plus tard la pénétration des microbes dans les voies génitales profondes.

Les *manœuvres nécessitées par une délivrance laborieuse*, les *rétentions placentaires*, sont également parfois l'origine de complications annexielles. Les *avortements provoqués* sont particulièrement dangereux, en raison du traumatisme initial qui peut être lui-même une cause d'infection, et de la rétention placentaire, si souvent méconnue, qui en est la conséquence.

Traumatismes. — En dehors de l'*état puerpéral*

et de la *blennorragie*, les infections salpingo-ovariennes ont presque toujours pour point de départ un *traumatisme*, qu'il s'agisse d'un curettage, d'une injection intra-utérine, ou même d'une simple exploration de la cavité utérine au moyen d'une sonde ou d'un hystéromètre.

Des pansements intra-utérins, l'emploi de crayons antiseptiques dans le traitement des métrites, ou de tiges rigides destinées à combattre les déviations, sont souvent la cause de lésions annexielles.

Des tentatives de redressement auront les mêmes inconvénients, et, à ce point de vue, le massage, lorsqu'il est confié à des mains insuffisamment expérimentées, peut être funeste : les pressions et tiraillements provoquent souvent au niveau des culs-de-sac des inflammations assez vives.

Depuis longtemps on a signalé, dans le même ordre d'idées, l'influence du coït; pratiqué avec excès, à une époque trop rapprochée d'un accouchement ou d'une fausse couche, ou même pendant les règles, il peut être une cause importante de complications annexielles. Il agit à la fois comme élément d'importation microbienne et comme traumatisme, si le col descend un peu bas dans le vagin. L'éréthisme qui accompagne le coït entretient d'ailleurs une congestion favorable au développement des organismes pathogènes.

On a incriminé avec raison, dans la production des annexites, l'influence des injections vaginales.

Les grands lavages pratiqués sans précaution sont plus nuisibles qu'utiles. L'excès de pression peut agir à la façon d'un traumatisme. L'eau doit être bouillie, et on en surveillera la température : les injections très froides ou très chaudes provoquent parfois des réactions violentes dans les organes profonds, surtout au moment des règles (*arrêt brusque, phénomènes de congestion, de péritonisme*).

Menstruation. — La menstruation peut être la cause d'accidents du côté des annexes. On a signalé la production de petites hémorragies dans le cul-de-sac de Douglas lors de la déhiscence des follicules de Graaf, quand une malformation quelconque de la trompe ou de l'ovaire empêche une adaptation parfaite des deux organes. Galliard en a décrit un exemple très remarquable, dans lequel des crises péritonitiques, chez une jeune fille, semblaient en rapport avec une transsudation du sang menstruel par l'orifice externe de la trompe, mais ce sont là des faits exceptionnels.

L'influence véritable du processus cataménial se manifeste d'une autre manière; elle provoque une congestion intense de tout l'appareil génital, et une hypersécrétion momentanée des glandes utérines, dont les produits s'éliminent avec le sang. Si l'on recueille à ce moment du mucus vulvo-vaginal, on y rencontre de nombreux organismes : ce sont pour la plupart de simples saprophytes, hôtes habituels du vagin, mais il s'y mêle, souvent, des microbes pathogènes provenant des culs-de-sac glandulaires, et qui en sont expulsés à la faveur de cette hypersécrétion. C'est ainsi que des gonocoques, alors qu'ils semblaient avoir disparu des sécrétions génitales depuis plusieurs semaines, s'y retrouvent fréquemment à la suite des règles. Les contagions sont beaucoup plus communes aux époques menstruelles, et en dehors de la blennorragie, on a signalé maintes fois, chez l'homme, des *irritations uré-trales non gonococciques*, contractées dans ces conditions.

La menstruation exalte notablement la virulence des germes, contenus dans le canal génital, et on comprend que des circonstances minimes suffisent pour provoquer à ce moment des complications du côté des organes profonds, comme nous le montre l'observation clinique.

Fatigue. — Les fatigues de tout genre, les longues stations debout, l'abus des exercices violents, les courses prolongées en voiture et surtout en automobile, à bicyclette ou à cheval, sont des causes importantes de complications. L'influence des maladies générales, quoique probable dans quelques cas, ne paraît pas avoir la valeur qu'on lui a souvent attribuée.

Troubles intestinaux. — On observe fréquemment la recrudescence d'affections annexielles au cours d'une entéro-côlite. Chez certaines malades, l'aggravation des lésions génitales concorde si exactement avec les crises aiguës d'entérite, qu'il est difficile de voir là une simple coïncidence.

La constipation joue également un rôle à ce point de vue, mais il serait excessif de lui attribuer une influence prépondérante dans la genèse d'accidents qu'elle ne fait que réveiller ou aggraver.

Infections spontanées. — Si nombreuses et si variées que soient les causes qui viennent d'être indiquées, il faut convenir que chez certaines femmes, et même chez des vierges, on voit exceptionnellement apparaître des salpingo-ovarites qui échappent à toute interprétation précise. L'examen le plus minutieux, l'interrogatoire le plus méthodique, ne révèlent ni infection gonococcique, ni traumatisme; et on n'arrive pas à découvrir la cause réelle de ces complications sans doute imputables aux germes contenus dans le vagin.

CHAPITRE I

Salpingo - ovarites.

1. *Symptômes et marche des salpingo-ovarites.* La salpingite apparaît presque toujours au cours d'une métrite; celle-ci peut être très ancienne, en quelque sorte oubliée, parfois même méconnue, quand les complications qui surviennent du côté des annexes dénoncent son existence.

Dans quelques cas la maladie évolue lentement, insidieusement, comme la métrite qui lui a donné naissance. Elle se révèle au bout d'un temps variable par des symptômes peu accentués : douleurs vagues dans le bas-ventre, pesanteur, gêne dans la marche, et ce n'est qu'après plusieurs semaines, ou même plusieurs mois, que les malades viennent consulter le médecin.

Quelquefois, au contraire, la salpingite éclate avec une soudaineté saisissante ; elle s'accuse d'emblée par des réactions péritonitiques violentes : douleurs extrêmement vives dans toute la partie inférieure de l'abdomen, nausées, vomissements, petitesse et fréquence du pouls. En même temps apparaissent, du côté de la vessie et du rectum, des sensations de ténesme, de contracture : l'intestin se laisse distendre par les gaz, la vessie ne se vide pas et exige le cathétérisme.

Entre ces variétés extrêmes on peut observer des nuances infinies. Le plus souvent l'inflammation tubo-ovarienne affecte la forme subaiguë.

Sans éprouver les symptômes de la péritonite, les malades ressentent de vives douleurs dans la partie inférieure de l'abdomen, sur les côtés de l'utérus, avec retentissement dans les lombes et pesanteur au périnée.

A peu près continues, ces douleurs présentent de temps à autre des recrudescences, sous l'influence de la marche, des efforts : on observe quelquefois, même au repos, des crises aiguës survenant sans cause appréciable.

Certaines malades accusent une douleur spontanée, sorte de colique tubaire, qui est suivie de l'expulsion de muco-pus, dont on discute encore l'origine tubaire ou utérine.

En général, les sensations douloureuses sont assez nettement localisées à la limite de la région hypogastrique et de la fosse iliaque. Cependant beaucoup de malades souffrent surtout dans les reins ou dans la région périnéale.

Il se produit parfois du ténesme vésical et rectal avec exacerbation au moment des garde-robes ou des mictions.

Les douleurs et les malaises s'accroissent presque toujours pendant la période prémenstruelle, pour diminuer à la suite de l'écoulement sanguin.

Les ménorragies et même les métrorragies sont assez habituelles au cours des salpingites; certains auteurs les ont attribuées, à tort, à la métrite concomitante; elles sont dues, vraisemblablement à la congestion réflexe, que provoque, du côté de la muqueuse utérine, l'inflammation tubo-ovarienne. Elles diminuent à mesure que s'apaisent les lésions annexielles. Quand celles-ci sont unilatérales, l'ablation de la trompe et de l'ovaire malades met fin à ces hémorragies.

Dans les salpingo-ovarites anciennes, les irrégularités menstruelles sont très fréquentes : l'aménorrhée alterne avec des ménorragies.

Les symptômes généraux sont encore plus variables que les manifestations locales et il s'en faut qu'ils répondent exactement à celles-ci.

Certaines formes douloureuses de salpingites coïncident avec un état général excellent, tandis que d'autres, moins pénibles en apparence, s'accompagnent d'une dépression très accentuée et qui s'accroît avec une rapidité inquiétante.

La température est très irrégulière : le thermomètre, placé dans le rectum ou dans le vagin, accuse presque toujours une élévation qui peut varier de quelques dixièmes à un ou deux degrés. Dans certains cas, la température locale, prise sur la paroi abdominale, dépasse de 4 ou 5 dixièmes celle du côté sain. Chez quelques malades, même en l'absence de violentes réactions péritonitiques, la courbe thermique oscille au voisinage de 39°, et elle descend progressivement, comme au cours de la fièvre typhoïde, mais avec des écarts généralement plus accusés entre la température du matin et celle du soir. D'autres sont franchement apyrétiques pendant toute la durée de l'affection.

Les fonctions digestives sont assez souvent troublées : la gène qui existe du côté du rectum, le repos prolongé au lit, entraînent presque toujours la constipation, et celle-ci s'accompagne d'inappétence, de malaises plus ou moins accentués, et plus tard d'entéro-colite.

Toutes ces variétés dépendent à la fois de la virulence des microbes pathogènes et du terrain sur lequel évolue l'infection.

Les signes physiques ont plus d'importance pour le diagnostic que les symptômes fonctionnels : ceux-ci, malgré toute leur netteté, pourraient souvent induire en erreur, si l'on n'avait pas recours à l'examen local. Il n'est pas rare de voir attribuer à des troubles intestinaux ou à des phénomènes nerveux les accidents dont se plaignent les malades. Beaucoup de femmes auxquelles répugne une exploration génitale, cherchent à détourner l'attention du médecin sur des désordres gastriques, sur des douleurs rhumatismales ou nerveuses, et cette interprétation fantaisiste n'est que trop souvent admise sans contrôle.

Toute femme qui se plaint de douleurs lombo-abdominales ou pelviennes doit être examinée avec soin, quels que soient les antécédents qu'elle accuse.

En combinant le palper et le toucher, on perçoit au voisinage de l'utérus une tuméfaction, un empâtement plus ou moins douloureux, qui révèlent d'emblée l'existence de lésions annexielles. Ces constatations sont à la portée de tous les médecins; elles ne réclament qu'un peu d'attention, car dès que l'on a saisi le col utérin, senti la forme et la direction de l'utérus, il est facile de reconnaître que les culs-de-sac ne sont plus libres et souples comme à l'état normal.

L'appréciation exacte des lésions est plus difficile : on peut percevoir une *masse kystique* nette et isolée, de *simples bosselures irrégulières*, si les altérations sont bien limitées aux trompes, ou *une tuméfaction diffuse, d'apparence phlegmoneuse*, quand l'inflammation tubaire se complique de péri-salpingite.

En général la tumeur occupe le cul-de-sac latéral; elle empiète assez largement sur le cul-de-sac postérieur. L'utérus est refoulé du côté opposé et porté en avant; quelquefois, au lieu d'être déplacé en totalité, il est seulement dévié, incliné par la tumeur. Sa mobilité est supprimée ou diminuée, et les mouvements qu'on cherche à lui imprimer sont douloureux.

Quand elle est volumineuse, la trompe dilatée

est perçue par la main qui palpe la partie supérieure de l'excavation pelvienne. Lorsque les lésions sont bilatérales, les trompes malades peuvent se rejoindre en arrière dans le cul-de-sac de Douglas et donner l'impression d'une masse unique. Quelquefois l'une d'elles est restée en position normale sur le bord de l'utérus, tandis que l'autre est fixée en arrière.

Après avoir contracté des adhérences dans le cul-de-sac de Douglas, la trompe se présente sous la forme d'*une tumeur bosselée, irrégulière, dure*, entourée de fausses membranes épaisses, qui masquent à la fois sa configuration et sa consistance.

Le diagnostic des lésions annexielles est en général facile; on peut quelquefois les prendre pour des *corps fibreux*, ou inversement. Les connexions intimes de ceux-ci avec l'utérus, leur consistance dure, permettront de les distinguer. L'absence de sillon entre la tumeur et l'utérus n'a qu'une valeur relative, certains fibromes pédiculés sont franchement séparés de l'utérus, tandis que des trompes kystiques peuvent être en quelque sorte soudées à la paroi utérine.

La consistance des masses perçues, leur sensibilité, leurs rapports avec les organes voisins, l'existence habituelle de ménorragies, ou de pertes accidentelles, fournissent des éléments importants de diagnostic.

Le toucher rectal — dont on se sert trop rarement en gynécologie — permet souvent de trancher la question parce qu'il fournit une appréciation beaucoup plus exacte de la consistance des tumeurs et de leurs rapports avec l'utérus.

En dehors des myômes, les annexites ne peuvent guère être confondues qu'avec les *grossesses tubaires*, les *petits kystes ovariens* ou *parovariens* et en particulier les *kystes dermoïdes*.

Les *grossesses tubaires* ne sont pas très fréquentes; elles s'accompagnent de la suppression des règles, de modifications du côté de l'utérus et des seins. Ces signes joints à l'accroissement progressif régulier de la tumeur malgré le repos, permettent d'en faire le diagnostic.

Les *kystes ovariens* ou *parovariens*, quelle que soit leur nature sont, en général, peu sensibles, ils se reconnaissent à leur développement rapide et à leur indépendance de l'utérus; à mesure qu'ils grossissent, ils se portent vers l'abdomen.

Les *kystes dermoïdes*, outre leur indolence habituelle, sont remarquables par leur tendance à rester stationnaires.

Il est plus difficile de préciser la part exacte de la trompe et de l'ovaire dans les inflammations annexielles. Les deux organes sont soudés de manière à se confondre, et même quand on a la pièce entre les mains, il faut une dissection minutieuse pour les séparer.

Lorsqu'il n'est pas fixé, par des adhérences à la trompe ou au péritoine pelvien, on reconnaît l'ovaire à sa mobilité plus grande, à son indépendance de l'utérus, à sa forme en amande et surtout à sa sensibilité toute spéciale, qui rappelle celle du testicule. Même lorsqu'il paraît libre, l'ovaire que l'on rencontre au niveau d'une trompe enflammée est souvent le siège d'altérations importantes, *sclérose micro-kystique*, *périovarite*, etc.

Marche. — Dans un grand nombre de cas, aigus aussi bien que chroniques, les salpingites évoluent vers la guérison. En renouvelant l'examen local à des intervalles de trois ou quatre jours, on peut se rendre compte des modifications qui surviennent dans les régions malades.

L'empâtement diffus des premiers jours, qui, d'un seul côté ou des deux côtés, s'étendait de l'utérus à la paroi pelvienne, immobilisant tous les organes contenus dans le bassin, se dissipe peu à peu. Les masses tubo-ovariennes semblent se détacher à la fois de l'utérus et de la paroi du bassin. L'œdème phlegmoneux qui entourait l'ovaire et la trompe malade, diminue, puis disparaît, laissant autour d'eux un sillon plus ou moins net. Quelques jours plus tard, le doigt perçoit la tumeur annexielle, dont le volume et la tension diminuent progressivement, puis on distingue les sinuosités de la trompe bosselée, ou la poche kystique qui s'est développée, et l'on peut suivre ainsi la régression des lésions.

Quand la maladie évolue vers la suppuration, on en est généralement averti par des frissons, par l'augmentation de la fièvre, la sécheresse et la mauvaise apparence de la langue, l'aspect du visage, la recrudescence des douleurs, les sensations plus aiguës de ténesme vésical ou rectal. Le toucher montre l'extension de l'empâtement, la sensibilité plus vive dont il est le siège, le ramollissement de la masse sur une partie de son étendue, et la saillie en forme de pointe qui se produit à l'endroit où l'abcès menace de s'ouvrir. Ici encore il est bon d'exercer une surveillance attentive par le toucher rectal en même temps que par le toucher vaginal, de manière à prévenir l'ouverture spontanée de l'abcès dans le rectum.

Quelquefois la suppuration se produit lentement, insidieusement, sans fièvre, sans modification de l'état général. On constate une exagération des douleurs, des selles pénibles et glaireuses, et l'exploration locale révèle l'existence d'une grosse collection purulente sur le point de s'ouvrir.

Dans d'autres cas, la salpingite reste indéfiniment stationnaire : malgré le repos, les lésions ne se modifient pas sensiblement. Les malades, soulagées par l'immobilité, ne peuvent mettre le pied par terre sans recommencer à souffrir.

L'examen permet de constater dans ces cas, une régression extrêmement lente des lésions : la périsalpingite a disparu depuis longtemps ; les culs-de-sac, à un examen superficiel, sembleraient à peu près libres, mais lorsqu'on porte le doigt profondément, on sent toujours de petites masses bosselées, irrégulières, et qui sont le siège d'une très vive sensibilité.

Enfin, quelquefois, l'examen ne révèle ni tumeur ni empâtement, mais de simples brides cicatricielles, qui apparaissent tantôt comme un épaississement du cul-de-sac postérieur, tantôt sous la forme de brides saillantes, étendues transversalement de l'utérus à la paroi pelvienne, ou disposées verticalement en arrière du cul-de-sac vaginal qu'elles soulèvent par place.

Ces brides tendent à provoquer secondairement des déviations de l'utérus, ou à exagérer celles qui existent déjà.

C'est ainsi que l'*utérus rétroversé* ou *rétrofléchi* se trouve fixé par des adhérences dans le cul-de-sac de Douglas, ou que des brides immobilisant le col en arrière, provoquent l'antéflexion.

PROPHYLAXIE DES SALPINGITES. — Des longs détails qui ont été consacrés à l'étiologie des affections annexielles se dégagent les mesures relatives à leur prophylaxie.

Toutes les inflammations des annexes ayant leur point de départ dans l'*infection de l'utérus*, c'est celle-ci qu'il importe de prévenir, et quand elle s'est produite, tous les efforts du médecin doivent tendre à en arrêter l'extension.

Les trois quarts des maladies des annexes pourraient être évitées, dit avec raison le Dʳ N. West, de New-York, dans la note (*Medical Record*) citée plus haut. En effet, une hygiène bien comprise de l'appareil génital à l'état de santé, une asepsie rigoureuse, accompagnée d'un repos suffisamment prolongé lors des accouchements et fausses couches, mettraient les femmes à l'abri de la plupart des accidents qui empoisonnent leur existence.

Enfin, à mesure que le danger de la blennorragie sera mieux connu, que la notion exacte de ses nombreux méfaits sera présente à l'esprit de tous, on pourra espérer que les maladies

génitales de la femme diminueront de fréquence
et de gravité. Le traitement de ces affections est
d'autant plus efficace qu'il est institué plus tôt.

Beaucoup de femmes, par une pudeur exagérée, ne consultent le médecin que lorsque la
métrite existe depuis longtemps, et souvent même
alors qu'elle a donné lieu à des complications
annexielles graves. Quelques-unes, voulant faire
preuve de stoïcisme, ne tiennent aucun compte
des pertes blanches, des douleurs lombo-abdominales ou pelviennes que toutes les femmes,
disent-elles, ressentent plus ou moins; elles continuent à s'occuper de leurs enfants, de leur
ménage, de leurs travaux ou de leurs plaisirs, et
ne s'arrêtent qu'épuisées, en proie déjà à de graves
complications. D'autres encore, effrayées par les
nombreuses interventions chirurgicales — dont
les récits détaillés, fortement amplifiés, tiennent
une place excessive dans les conversations des
salons, — s'obstinent à cacher leur mal, convaincues que la moindre plainte de leur part les exposerait à une opération.

Cette négligence des malades, en retardant un
traitement nécessaire, entre pour une part dans
la genèse des complications annexielles.

La métrite doit d'ailleurs être soignée avec
prudence, en surveillant attentivement les réactions qui se produisent. On cède trop facilement
à l'impatience des malades et au besoin de
faire une thérapeutique active : des pansements
intra-utérins, des manœuvres irritantes, ne conviennent pas à toutes les variétés des métrites,

et le médecin ne devra jamais oublier que les traumatismes de tout genre sont fréquemment le point de départ de complications.

Lorsqu'on entreprend le traitement d'une métrite, il faut observer méticuleusement les moindres réactions qui surviennent du côté des annexes, et, dès qu'on en soupçonne l'existence, il est indispensable de maintenir les malades au repos le plus absolu et de les soumettre à une surveillance rigoureuse.

TRAITEMENT. — *Salpingites aigues.* — Nulle part les indications du traitement ne sont plus nettes que dans les formes aiguës, franches : les *manifestations péritonitiques* dominent la scène, ce sont elles qu'il importe de combattre.

Il y a quelques années, un certain nombre de chirurgiens préconisaient la laparotomie d'emblée. Depuis le très remarquable rapport de Bouilly au Congrès de gynécologie de Genève (1896), cette opinion ne trouve guère de défenseurs; sauf certains cas exceptionnels, les chirurgiens préfèrent l'intervention *à froid*, et conseillent le traitement médical.

Les ruptures tubaires dans ces conditions sont excessivement rares, et l'extension du processus péritonitique ne s'observe guère qu'au cours des graves infections qui suivent les accouchements ou les fausses couches.

Dès les premiers symptômes de la maladie, on doit condamner les femmes à l'immobilité absolue, dans le décubitus horizontal, et recouvrir le ventre d'un ou de deux sacs de glace.

Si les malades s'agitent, se déplacent constamment sous l'influence de la douleur, on aura recours à des injections de morphine pour leur procurer un peu de calme.

Le repos, la glace et la morphine apaisent assez promptement les souffrances.

Les émissions sanguines, sous la forme de ventouses scarifiées ou d'applications de sangsues, ont joui autrefois d'une grande vogue; elles sont encore recommandées par beaucoup de médecins, et il est incontestable qu'elles ont une action très marquée sur la douleur.

On combattra les nausées par la diète à peu près absolue; les malades ne seront autorisées à boire qu'une petite quantité d'eau glacée toutes les heures. Contre le météorisme on conseillera d'introduire profondément dans le rectum, avec précaution, une grosse sonde, qui sera laissée en place trente ou quarante minutes.

S'il existe des symptômes de dépression : petitesse et fréquence excessive du pouls, tendance aux lipothymies, on conseillera des injections hypodermiques de sérum.

Pendant les premières heures, la nécessité de l'immobilisation est telle, qu'il est préférable de ne pas s'occuper des fonctions intestinales, mais dès le deuxième ou le troisième jour, on facilitera les garde-robes à l'aide de suppositoires ou de petits lavements émollients bien chauds, d'un quart de litre ou d'un demi-litre, que l'on fera passer très lentement. Plus tard, on donnera des laxatifs doux, une cuillerée à café d'huile de ricin ou de magnésie par exemple; on évitera les grands lavages intestinaux et les purgations, qui réveilleraient les douleurs aiguës en distendant l'intestin, ou en provoquant des contractions d'une manière trop prolongée.

Lorsque les nausées ont disparu, il n'y a pas d'inconvénient à revenir à une alimentation modérée, consistant en lait, en potages, purées, compotes, et que l'on augmentera progressivement; il y a un grand intérêt à soutenir les forces des malades, mais il faut éviter tout ce qui serait de nature à exciter leur système nerveux.

Aussitôt que l'on soupçonne des signes de suppuration il faut appeler un chirurgien. Toute collection qui se forme dans le bassin demande à être évacuée dès qu'on peut l'aborder sans danger.

L'ouverture de ces abcès dans la cavité péritonéale est très rare, en raison des adhérences qui se forment rapidement; lorsqu'elle se produit accidentellement, elle est presque toujours mortelle à moins d'opération immédiate.

L'évacuation du foyer par l'utérus, par la vessie, et surtout par le rectum, est chose beaucoup plus fréquente. Cette terminaison, considérée autrefois comme un processus de guérison spontanée, constitue en réalité une fâcheuse complication. L'abcès se vide rarement d'une façon complète; il en résulte une fistule indéfiniment prolongée, avec infection presque fatale des viscères souillés, rectum ou vessie, ce qui est le point de départ de nouveaux accidents.

Le mode d'intervention varie forcément selon

le siège, la forme, et l'étendue de la suppuration pelvienne. Le plus souvent elle consiste en une incision du cul-de-sac postérieur, suivie d'un drainage.

Dans certains cas, l'incision du cul-de-sac postérieur n'ouvre qu'un abcès localisé à la cavité de Douglas ou au tissu cellulaire pelvien, et il persiste au fond du foyer un kyste purulent de la trompe qui nécessitera une opération ultérieure (Ch. Monod).

S'il ne survient pas de suppuration, la résolution se fait lentement; les exsudats qui se sont produits dans le péritoine ou dans le tissu cellulaire, disparaissent avant le kyste tubaire.

Aussi longtemps que l'on constate de la douleur et de l'empâtement à la palpation de l'abdomen et au toucher vaginal ou rectal, l'immobilisation des malades s'impose, et elle doit être d'autant plus rigoureuse que c'est sur elle qu'il faut compter le plus pour amener la guérison. Les douleurs, à cette période, seront combattues à l'aide de lavements ou de suppositoires opiacés et belladonés.

On y associera de temps à autre un peu d'iodure de potassium (0,30 à 0,50 centigrammes) que l'on mélangera aux suppositoires ou aux lavements, mais on n'en pourrait continuer l'emploi d'une manière prolongée sans crainte d'irriter la muqueuse rectale.

On maintiendra sur l'abdomen des compresses humides chaudes et on prescrira diverses onctions calmantes.

On devra veiller à la liberté du ventre et l'assurer autant que possible, régulièrement, par des moyens doux : lavements simples ou émollients, lavements huileux, petites doses d'huile de ricin ou de magnésie; mais on évitera des drastiques.

On a quelquefois préconisé les massages dès cette période et même lors des réactions péritonitiques. Malgré les résultats surprenants signalés par M. le D⟨r⟩ Stapfer dans ses consciencieuses publications, il est difficile d'envisager ce traitement sans inquiétude. On peut observer une recrudescence manifeste des douleurs à la suite d'un simple toucher, pratiqué par une personne expérimentée, et on a quelque peine à s'imaginer que les manœuvres nécessitées par le massage le plus léger soient inoffensives dans tous les cas.

Beaucoup de femmes se plaignent même que l'application d'un tampon glycériné sur le col réveille les douleurs. Aussi est-il préférable de s'abstenir de tout pansement vaginal, jusqu'à une époque avancée, où l'on voit les sécrétions utérines devenir beaucoup plus abondantes et s'échapper en gros flocons gélatiniformes.

Les injections bien faites, c'est-à-dire très lentement, sous faible pression, en déplaçant le moins possible les malades, et sans les fatiguer, procurent un grand soulagement. On les prescrit en général très chaudes, cependant elles ne sont pas toujours bien supportées et elles sont souvent mieux acceptées si l'on en abaisse la température à 40-42°.

Il est difficile de dépasser deux ou trois litres et de les renouveler plus de deux ou trois fois en vingt-quatre heures, à cause de la fatigue qu'elles occasionnent.

Des injections de décoction de pavots et de guimauve ne dépassant pas 40-42°, légèrement alcalinisées par l'adjonction de borate de soude (20 à 25 grammes) et de chlorure de sodium (15 gr. pour deux litres d'eau), renouvelées deux fois par jour, m'ont paru souvent produire de bons effets.

M. Reclus a conseillé les irrigations rectales très chaudes et prolongées, dans le but de calmer les douleurs. Elles sont faites à l'aide d'une sonde à double courant.

Quand la crise aiguë est passée et le danger de péritonite écarté, de même que lorsqu'on est d'emblée en présence d'une affection subaiguë, la plus fréquente d'ailleurs des formes de la salpingite, les indications du traitement deviennent beaucoup moins nettes et elles varient selon les particularités observées.

Aussi longtemps que les douleurs persistent, que l'exploration des culs-de-sac vaginaux décèle l'existence sur les deux côtés ou sur l'un des côtés de l'utérus, de masses tendues, peu mobiles, douloureuses au moindre contact, le repos au lit s'impose, et l'on doit veiller à ce que les malades s'y soumettent rigoureusement, car elles sont toujours tentées de s'y dérober, et provoquent ainsi des rechutes fréquentes.

Les applications de glace ne sont plus nécessaires, mais il est utile de les remplacer par des compresses humides, chaudes, fréquemment renouvelées, qui ont le double avantage d'exercer une action sédative sur les viscères abdominaux, et d'obliger les femmes à rester étendues.

On peut faire précéder ces applications de compresses, d'onctions à l'aide de divers liniments calmants, lorsque les douleurs reviennent encore par crises.

Il est bon de faire quelques pansements sur le col utérin, surtout durant les quatre ou cinq jours qui précèdent les règles et la semaine qui les suit. On applique sur le col utérin des tampons imbibés de glycérine au thigénol (1/3), ou à l'ichthyol (1/10e), ou même simplement de glycérine alcalinisée (glycérine 200 grammes, borate de soude 20 grammes, chlorure de sodium 1 gr. 50).

On y joint des injections alcalines, matin et soir, accompagnées ou non de lavements chauds.

Y a-t-il quelque utilité à employer la révulsion? D'excellents auteurs la recommandent avec une conviction encourageante. On peut, du moins, sans inconvénient, recourir aux pointes de feu sur l'abdomen, chez les femmes qui les accueillent facilement. Mais les résultats que l'on peut en espérer ne paraissent pas suffisants pour les imposer aux malades qui les appréhendent, les supportent mal, et en éprouvent de violentes réactions nerveuses.

Quant aux vésicatoires, qui, jadis, ont joui d'une grande vogue, ils ne me paraissent guère recommandables. En dehors de l'agitation nerveuse et de l'insomnie qu'ils occasionnent, des complications vésicales qu'ils peuvent provoquer, ils ont le grave inconvénient d'infecter la paroi abdominale, et de causer une très grande gêne dans le cas où une intervention chirurgicale deviendrait nécessaire.

Le massage, la gymnastique suédoise ont donné d'excellents résultats entre les mains de spécialistes très expérimentés.

Cependant ces moyens ne doivent être employés qu'avec de grands ménagements. Il n'est pas rare que les séances de massage soient suivies d'une recrudescence des douleurs, et même de petites poussées inflammatoires, caractérisées par une augmentation de volume des masses tubo-ovariennes.

Les mouvements décongestionnants pratiqués au lit (adduction et abduction des membres inférieurs, avec résistance, etc.), offrent moins d'inconvénients, à condition que l'on en surveille les effets.

Quand les lésions sont réduites à des tumeurs plus ou moins volumineuses formées par des kystes tubaires, par des trompes sinueuses, bosselées et par des exsudats péritonéaux, qui entourent les trompes et les ovaires de véritables coques fibreuses encore sensibles au toucher, elles n'ont plus rien à attendre du repos, des pansements humides, ou même de la révulsion pratiquée sur l'abdomen. Il est indispensable de recourir à un traitement local pour obtenir des résultats appréciables.

On a proposé, en pareil cas, la *dilatation de l'utérus* suivie de pansements intra-utérins prolongés, dans le double but de traiter la métrite et de drainer en quelque sorte par leur orifice interne les trompes malades.

Ce procédé est loin de donner toujours les résultats attendus : les pansements intra-utérins modifient l'état de la muqueuse et améliorent la métrite, mais ils n'ont pas grand effet sur la trompe, dont l'orifice est souvent oblitéré par le fait de la maladie. Si son occlusion n'est pas complète, il s'en écoule assez de liquide pour infecter de nouveau l'utérus, mais rarement assez pour vider le kyste tubaire. D'ailleurs les manœuvres nécessaires pour la dilatation et pour les pansements, peuvent être le point de départ d'érosions, suivies de lymphangite, dont le retentissement sur les lésions annexielles sera plutôt fâcheux.

Il vaut mieux recourir à la *columnisation*, traitement jadis employé en France, oublié, puis repris lorsqu'il nous est revenu d'Amérique avec une technique plus précise. Ce procédé a surtout été préconisé par le Professeur Laroyenne, de Lyon, qui le conseillait pour la plupart des affections des annexes. Il n'est pas toujours toléré au cours des salpingites subaiguës : son emploi, même quand la douleur semble avoir disparu, est souvent suivi de rechute. Aussi est-il préférable d'y renoncer chez toutes les malades qui accusent des sensations douloureuses à la suite de ce pansement. On observe, en pareil cas, dès le premier essai, une tuméfaction et une sensibilité qui indiquent une nouvelle poussée inflammatoire.

Ce pansement est d'ailleurs très simple : après avoir appliqué le spéculum, et fait un lavage aussi complet que possible du col utérin et des culs-de-sac vaginaux, on place sur le col et autour du col des lanières de gaze bien imbibées de glycérine[1] thigénolée, ichthyolée ou simplement alcalinisée, puis on bourre le vagin de gaze stérilisée sèche, de manière à le remplir d'un pansement aussi serré que possible, sans que la malade en souffre. Les organes génitaux profonds sont ainsi soutenus, relevés, et modérément comprimés; les tampons glycérinés contribuent à décongestionner le col utérin et à faciliter l'issue de ses sécrétions; de plus on réalise ainsi l'occlusion de l'appareil génital et l'utilité de ce détail n'est pas contestable en pareil cas.

Le pansement est laissé en place deux ou trois jours; les malades peuvent circuler, vaquer à leurs travaux, à condition d'éviter les efforts et la fatigue. En leur permettant ainsi d'abréger leur réclusion on les met à l'abri des complications nerveuses.

Quand on retire les gazes, on est frappé de l'excellente apparence que présente le col dont les sécrétions sont absorbées dès qu'elles se produisent. La tuméfaction des organes profonds

---

1. Formules pour pansements :
   1° Thigénol.... 50 gr.   2° Ichthyol.... 10 gr.
     Glycérine... 200   Glycérine... 250
       3° Borate de soude.... 25 gr.
         Glycérine.......... 250

continue à diminuer peu à peu et, d'une séance à l'autre, on assiste à la régression lente, mais continue, des lésions. Dès les deux premiers pansements, il est facile de se rendre compte de la façon dont les malades tolèrent la columnisation ; si l'on constate la moindre recrudescence des lésions, le mieux est d'y renoncer de suite.

Quand elle est bien supportée, la columnisation constitue l'un des meilleurs moyens de traitement des salpingites chroniques.

C'est également dans les formes chroniques que le *massage* et la *kinésithérapie* sont indiqués.

On peut essayer le massage chez la plupart des malades ; s'il ne provoque ni douleurs, ni réactions inflammatoires, on en obtiendra souvent de bons effets ; mais il ne doit être confié qu'à des personnes très expérimentées et prudentes.

Il sera bon de joindre aux manœuvres pratiquées sur l'utérus le massage des muscles droits antérieurs, obliques et transverses de l'abdomen, de manière à réveiller la tonicité de la sangle abdominale et à faciliter le fonctionnement de l'intestin.

On complétera le traitement par des exercices méthodiques destinés à faciliter la circulation pelvienne et à décongestionner les organes génitaux.

Ce sont surtout les mouvements d'adduction et d'abduction des cuisses, faits lentement, en même temps qu'on leur oppose une certaine résistance. Il est bon aussi de provoquer des mouvements de flexion et d'extension du tronc sur les membres inférieurs, puis des mouvements de flexion et d'extension sur le tronc des membres inférieurs fléchis et défléchis.

Les séances étant renouvelées en général tous les deux jours, il est facile d'associer ce traitement à la columnisation.

Le massage peut-il, comme on l'a dit, déchirer des adhérences, mobiliser prématurément des organes, et devenir ainsi une cause d'aggravation des lésions génitales?

Cette objection vise plutôt la façon dont le massage est pratiqué, que le principe même du traitement. Il est évident que des manœuvres violentes, brutales, exercées sur les organes du bassin ne seraient pas sans danger. Aussi ne saurait-on confier au premier venu la pratique du massage gynécologique, c'est *une œuvre médicale* et qui doit être exécutée autant que possible par *un médecin*.

Dans aucun cas le gynécologue qui l'a prescrit ne doit s'en désintéresser. Il en surveillera régulièrement les effets, de manière à interrompre le traitement dès qu'il en aurait reconnu les inconvénients.

On a préconisé l'emploi de l'*électricité* : elle n'a en vérité rien à faire dans le traitement des annexites proprement dites. Il est possible qu'elle aide au relèvement de la nutrition générale, qu'elle facilite le fonctionnement de l'intestin, mais son action sur les altérations annexielles ne pourrait guère être efficace.

Eaux minérales. — Les *cures thermales* rendent de réels services dans les maladies des annexes et si leur action est discutée c'est parce que, trop souvent, on y a recours sans tenir compte des indications.

Conseillées d'une façon banale au cours des affections utérines, elles n'ont qu'une utilité relative dans les métrites proprement dites : l'hydrothérapie sous toutes ses formes ne saurait atteindre et modifier la muqueuse infectée. Il n'en est plus de même quand le parenchyme utérin entre en jeu : l'arrêt d'involution consécutif à un accouchement ou à une fausse couche, les troubles circulatoires qui entretiennent des *phénomènes dystrophiques*, comme il s'en produit dans la *métrite parenchymateuse*, sont avantageusement modifiés par une saison d'eaux.

Cette influence favorable est encore plus marquée lorsqu'il s'agit de certaines altérations des annexes. Les complications qui sont survenues *du côté du péritoine* et surtout *dans le tissu cellulaire du bassin*, c'est-à-dire *les reliquats de la périmétrite, des phlegmons du ligament large, des périsalpingo-ovarites*, sont en général considérablement améliorés par une cure thermale. La balnéation répétée, les douches, les grandes irrigations vaginales faites dans le bain ont une action très marquée sur la circulation pelvienne, qu'elles tendent à régulariser, en même temps qu'elles favorisent la résorption des exsudats qui se sont produits dans le tissu cellulaire du bassin.

Mais elles restent sans effet sur les kystes tubaires et ovariens, sur les scléroses confirmées, sur les vieilles adhérences, et sur les déplacements des organes.

Leur emploi doit être limité d'ailleurs à la convalescence des annexites aiguës ou aux formes chroniques de ces maladies.

Quant au choix de la station, il est subordonné à l'état général des malades et aux accidents locaux qu'il s'agit de combattre.

Les arthritiques nerveuses ne supportent pas toujours bien les eaux chlorurées fortes qui entretiennent chez elles un éréthisme cardio-vasculaire peu favorable au traitement. Elles se trouvent mieux des eaux chaudes, faiblement minéralisées, comme Néris, Luxeuil, Bourbonne-les-Bains, Bourbon-l'Archambault, Plombières, Saint-Nectaire, Bagnoles-de-l'Orne, ou des eaux sulfureuses faibles comme Saint-Sauveur, les Eaux-Chaudes, Bagnères-de-Bigorre, Saint-Gervais.

Les stations salines telles que Salies-de-Béarn, Biarritz, Briscous, la Mouillère-Besançon, Salins-du-Jura, Salins-Moutiers, Bex conviennent parfaitement aux lymphatiques. Ces mêmes eaux sont également indiquées pour les malades qui conservent, à la suite de *périmétrites*, de *périmétro-salpingites* diffuses, des empâtements plus ou moins étendus.

Intervention chirurgicale. — Nulle question n'a fourni plus de matière à controverse que celle *des interventions chirurgicales* dans les maladies génitales de la femme.

Tandis que certains chirurgiens, épris de leur

art, ayant une confiance absolue dans l'asepsie, ne voient de salut pour les femmes que dans l'ablation prompte et radicale des annexes malades, beaucoup de médecins se montrent encore, avec obstination, réfractaires à toute opération, et préconisent l'abstention systématique, même en présence des lésions les plus accentuées et des désordres les plus décourageants.

Certes, au début de l'antisepsie, quelques opérateurs, émerveillés des résultats obtenus, ont eu parfois la main un peu leste, et leur emploi du bistouri n'a pas toujours été parfaitement justifié. Mais on est vite revenu de ces entraînements de la première heure : l'expérience a montré la légitimité, la nécessité, de nombreuses interventions, en même temps qu'elle assurait une juste part à l'expectation. Il est à peine besoin, aujourd'hui, de faire justice de cette légende des *femmes stérilisées*, pour leur seul agrément, et pour le grand profit des opérateurs, alors que leurs organes n'étaient le siège d'aucune lésion. J'ai assisté à de nombreuses opérations chirurgicales : dans l'immense majorité des cas, les altérations anatomiques dépassaient les prévisions du médecin et même celles des chirurgiens [1].

---

1. Je n'envisage ici que la chirurgie pratiquée honnêtement. Je n'ignore pas que certains individus coupent et taillent ce qui leur tombe sous la main sans aucun souci des indications de la clinique. J'ai vu même le remarquable exemple d'une femme ayant subi, *soi-disant*, une *double ovariotomie*, avec *hystérectomie* quelques mois auparavant, et chez laquelle se développait une grossesse. Il n'existait

En présence d'une inflammation des annexes, d'intensité moyenne, rien n'autorise à *imposer* ou à *rejeter*, d'emblée, le principe d'une intervention. Seule l'évolution de la maladie doit guider le praticien et le maintenir dans la voie médicale ou le diriger vers la chirurgie.

Malgré la multiplicité de ses ressources, la thérapeutique médicale ne saurait avoir la prétention de guérir complètement et définitivement toutes les maladies des femmes. Quand on voit, au cours d'une opération, ces *grosses trompes kystiques* entourées de fausses membranes, parfois soudées aux organes voisins, ces *ovaires scléreux farcis de petits kystes*, les *collections multiples* enfermées dans le péritoine pelvien, etc., on comprend les opinions radicales de quelques chirurgiens à ce sujet.

Cependant il n'est pas douteux qu'un traitement médical, institué dès le début des complications annexielles, et rigoureusement suivi, puisse avoir une influence favorable sur quelques-unes de ces affections.

On oublie trop souvent le rôle que jouent au voisinage de l'ovaire et de la trompe malades les lymphangites, les inflammations du tissu cellulaire, les poussées locales de péritonite. Or tout cela s'apaise par un repos prolongé ; les empâtements, les épaississements qui en résultent, dispa-

---

d'ailleurs *aucune cicatrice* sur la paroi abdominale non plus que dans les culs-de-sac vaginaux. Les faits de ce genre n'ont rien à voir avec l'exercice de la médecine ou de la chirurgie.

raissent à la longue, sous l'influence du repos, des irrigations, des pansements, des cures thermales, des massages et de la kinésithérapie. Réduites à elles-mêmes, les lésions tubaires proprement dites consistent en des altérations assez limitées ; l'exploration locale, pratiquée à des intervalles plus ou moins éloignés, permet de constater leur régression progressive, et l'induration qui les remplace tend elle-même à s'effacer peu à peu. Le liquide renfermé dans la dilatation kystique est-il résorbé, la lumière du canal tubaire s'est-elle rétablie pour lui permettre de s'écouler par l'utérus? Ces deux hypothèses sont l'une et l'autre vraisemblables : l'apparition d'une grossesse quelque temps après la guérison d'une double affection annexielle, au cours de laquelle on a senti nettement de chaque côté de l'utérus les trompes augmentées de volume, et d'apparence kystique, permet de croire au rétablissement de la communication momentanément interrompue entre la trompe et la cavité utérine. Et si les choses ne se passent pas ainsi, il est tout au moins permis d'en conclure que l'augmentation de volume perçue par le toucher ne suffit pas pour condamner irrévocablement la trompe incriminée.

D'ailleurs, chez l'homme, l'orchite ne nous réserve-t-elle pas de pareilles surprises?

La guérison des salpingites par le simple traitement médical n'est donc pas chose impossible, elle est très fréquente et elle le serait davantage, si les femmes se laissaient soigner dès l'origine du mal, si elles avaient la patience de se soumettre à un repos suffisamment prolongé, et d'observer les précautions qui leur sont indiquées.

Le principal écueil que présente le traitement médical des affections annexielles, c'est sa longue durée. Il exige le séjour au lit pendant *des semaines et des mois*. Nombre de malades s'empressent de reprendre, sous des prétextes divers, leurs occupations, ou leurs plaisirs, dès que leurs douleurs sont calmées, et elles compromettent ainsi des progrès obtenus, courant aveuglément au-devant d'aggravations ou de rechutes.

Celles qui se résignent avec patience à l'immobilité fournissent une proportion considérable et très satisfaisante de succès; chez beaucoup d'entre elles une observation ultérieure confirme la guérison, et parmi celles qui ont des rechutes, il importe de distinguer les *récidives* en quelque sorte *spontanées* de la maladie, et les *réinfections*, *gonococciques ou autres*, qu'elles retrouvent dans la vie conjugale, et qui sont l'occasion d'accidents nouveaux.

Il importe donc de bien faire comprendre aux malades la nécessité absolue d'un long repos, au lit ou sur la chaise longue, accompagné de l'observation rigoureuse des règles de l'hygiène générale : alimentation saine et modérée, aération dans la mesure la plus large, etc. Le traitement médical sera d'autant plus efficace qu'il sera plus consciencieusement appliqué, et son insuccès, dans ces conditions, n'aura qu'une valeur plus décisive pour établir le pronostic de la maladie, et pour fixer le traitement ultérieur qui lui convient.

En effet, si malgré l'observation rigoureuse des précautions prescrites, et l'emploi des divers moyens thérapeutiques indiqués, l'affection s'aggrave ou tend à rester indéfiniment stationnaire, on ne doit pas hésiter à recourir au chirurgien.

Nombreuses sont les indications d'une opération chirurgicale au cours d'une affection des annexes.

Dans les formes suraiguës, franchement menaçantes, l'éclosion, soudaine quoique heureusement rare, d'une péritonite, peut motiver une *laparotomie d'urgence*. Cette opération s'impose *absolument* lorsqu'on a diagnostiqué la rupture d'une *grossesse extra-utérine* ou d'une *trompe malade*, la *perforation accidentelle de l'utérus*, ou même lorsque la prompte dissémination des accidents, à la suite d'une infection post-partum, par exemple, indique la *généralisation d'une péritonite*, et son succès dépend en grande partie de la rapidité de l'intervention. Unanimes à l'accepter en cas de perforation, tant que la résistance des malades le permet, les chirurgiens se prêtent moins volontiers aux laparotomies motivées par l'*infection péritonéale aiguë*. Elles ont cependant donné quelquefois des résultats inespérés, qui autorisent à tenter l'opération, même dans des cas très graves.

Une autre indication impérieuse, dans les formes aiguës, est fournie par la *suppuration*. Dès que la marche de la température, les renseignements fournis par l'état général des malades et par les constatations locales, font soupçonner l'existence d'une collection purulente, on doit faire appel au chirurgien; c'est à celui-ci de choisir le moment de son intervention et la technique qu'il doit suivre. Le siège du foyer, sa direction, ses rapports avec les organes voisins, le souci d'assurer l'écoulement facile du pus, doivent seuls guider le chirurgien, et il serait aussi puéril que dangereux de vouloir limiter ses moyens d'action.

Pour être moins urgentes dans les formes chroniques, les indications opératoires n'en sont pas moins formelles, et toute l'habileté du médecin consiste à les discerner avec mesure en temps opportun.

La disparition de la fièvre, les conditions en apparence satisfaisantes de l'état général, l'absence même de douleurs vives, ne prouvent pas toujours d'une façon absolue qu'il n'existe pas de suppuration. Aussi doit-on surveiller, de temps à autre, les lésions locales : la *tension croissante de la masse inflammatoire*, l'*infiltration œdémateuse des régions voisines*, la constatation d'un *point saillant* tout particulièrement *douloureux*, doivent faire songer à une suppuration.

On observera quelquefois d'autres indices du côté des organes voisins : phénomènes de *cystite* ou de *rectite* avec épreintes, expulsion de mucosités glaireuses. Dans le doute, l'examen du sang permettra de constater une *hyperleucocytose* assez significative.

Mais les indications opératoires ne sont plus renfermées dans les limites étroites de la suppuration ; elles s'étendent à tous les cas où *la persistance des lésions, leurs réitérations fréquentes, prolongation indéfinie des douleurs et des divers troubles pelviens qui en sont la conséquence, attestent l'insuffisance du traitement médical.*

Chez certaines femmes, malgré l'observation rigoureuse du repos durant des semaines et des mois, en dépit de toutes les précautions prises, la maladie ne semble faire aucun progrès. Le séjour au lit calme leurs souffrances, mais l'examen local permet de constater que si l'empâtement est moins diffus, il reste, au voisinage de l'utérus, des masses kystiques irréductibles, dont la forme et le volume ne varient presque pas, à quinze ou vingt jours d'intervalle. Assez peu sensibles dans la position horizontale, ces tumeurs redeviennent promptement douloureuses, dès que les malades essaient de marcher ou de rester debout, ou même sous l'influence des causes les plus minimes : quelques heures de position assise, les efforts occasionnés par les évacuations intestinales, suffisent pour réveiller leur sensibilité.

Il n'est pas rare que le seul retour des règles soit périodiquement l'occasion de rechutes incessantes, même pendant le séjour au lit.

Dans quelques cas d'apparence plus favorable, où la régression des tumeurs est à peu près complète, et suivie d'une accalmie prolongée, on voit les accidents reparaître à des intervalles plus ou moins éloignés, alors même que les malades n'ont négligé aucune des précautions qui leur avaient été recommandées.

L'intervention chirurgicale est d'autant moins discutable dans ces conditions qu'elle est motivée à la fois par la persistance des malaises, par des rechutes incessantes, et par l'existence d'altérations anatomiques incontestables, que le toucher fait aisément reconnaître.

L'ablation des annexes malades constitue donc le traitement de choix des salpingo-ovarites indéfiniment persistantes, ou présentant des rechutes fréquentes.

Pratiquée à froid, l'opération est généralement peu dangereuse, et il s'en faut qu'elle ait pour l'avenir des malades les conséquences désastreuses qu'on a souvent objectées. Les troubles consécutifs à l'ablation des annexes seront d'autant moins prononcés que les altérations des ovaires seront plus accentuées.

D'ailleurs la technique de ces interventions n'a pas cessé de se perfectionner, beaucoup de chirurgiens ont adopté la méthode des résections partielles d'ovaires malades : aussi voit-on quelquefois des grossesses survenir après ces opérations, quand les trompes ont pu être conservées.

D'intéressantes observations de Mme Boyer [1] ont même montré que des femmes atteintes de lésions annexielles unilatérales, et depuis longtemps sans enfants, étaient plus facilement fécondées lorsqu'on les débarrassait de l'organe altéré.

Il est une autre catégorie de malades en présence desquelles la conduite du médecin est beaucoup plus difficile : à la suite d'affections tubo-ovariennes, beaucoup de femmes continuent

1. *Bulletin médical.* 1905.

à souffrir et conservent des douleurs, compliquées d'accidents généraux d'intensité variable, qui ne semblent nullement en rapport avec l'état local. Tantôt les souffrances sont à peu près continues, tantôt elles se montrent par crises irrégulières, en quelque sorte capricieuses, sans rapport direct avec la fatigue ou avec d'autres causes appréciables ; parfois elles reviennent périodiquement avant, pendant, ou immédiatement après les règles, s'accompagnant ou non de recrudescences qui correspondent au milieu de l'espace intermenstruel.

Un examen minutieux, fréquemment renouvelé, au moment des malaises et dans les périodes d'accalmie, ne révèle que des altérations presque insignifiantes : un léger épaississement du cul-de-sac de Douglas ou de l'un des culs-de-sac latéraux, de préférence à gauche, une masse du volume d'une petite cerise assez mobile, et qui paraît être l'ovaire faiblement augmenté de volume ; quelquefois même on ne constate que des points douloureux sans lésions locales bien nettes.

Malgré le repos, malgré des soins locaux prolongés, les douleurs persistent, empêchant les malades de se livrer à toute occupation suivie, et les condamnant souvent à l'immobilité.

Le plus habituellement on voit apparaître diverses complications qui ont sur la santé générale des femmes le plus fâcheux retentissement : *névralgies abdomino-crurales*, *névralgies sciatiques*, *dyspepsie*, *entéro-colite*, avec *hyperesthésie* anormale fréquente au niveau de la fosse iliaque droite.

Souvent aussi existent des phénomènes d'*enté-roptose* avec *abaissement du foie* et *reins mobiles*.

Quand les désordres ont atteint un pareil développement, il est presque impossible de remonter avec certitude à leur source, si l'on n'a pas suivi le mal dès son origine. On traite généralement ces malheureuses femmes comme de simples nerveuses, et, en raison même de la diffusion des accidents, de la diversité des symptômes qu'elles présentent, on est plutôt tenté de rattacher tous leurs malaises à une cause unique, et d'invoquer l'influence d'une *névrose*.

Si cette interprétation est vraie pour quelques-unes de ces malades, elle ne saurait s'appliquer à toutes, et l'insuccès des traitements médicaux les mieux dirigés montre que ces troubles nerveux sont souvent *secondaires*, et en rapport avec diverses altérations viscérales.

Combien de fois trouve-t-on, parmi ces nerveuses incorrigibles, des femmes atteintes d'*appendicite chronique*, et que le bistouri du chirurgien guérit radicalement!

Les affections chroniques des ovaires jouent, plus souvent qu'on ne le croit, le même rôle. L'intensité des symptômes n'est pas toujours liée à l'importance apparente des lésions.

Certaines salpingo-ovarites aboutissent à la production de petites poussées de péritonite, très localisée, laissant autour des ovaires des fausses membranes dures, résistantes, qui entourent, compriment la glande, et y provoquent des douleurs continues, qu'exaspère la fluxion menstruelle; d'autres fois, il survient d'emblée une dégénérescence scléro-kystique des ovaires qui se caractérise par des douleurs très vives et par des réactions à distance, alors que les explorations locales les plus minutieuses ne décèlent que des altérations en apparence négligeables.

Enfin il n'est pas rare que des altérations ovariennes de ce genre coïncident avec une *appendicite chronique* méconnue dont les symptômes, ajoutés à ceux de l'affection génitale, contribuent à rendre le diagnostic plus obscur. Souvent même l'*appendicite* seule existe et elle est prise pour une *salpingo-ovarite droite*.

Il est assurément difficile de se prononcer d'une manière catégorique sur le pronostic de ces affections et sur la part qu'il convient de faire à la chirurgie dans leur traitement.

On peut cependant y parvenir par une étude attentive des antécédents et par une observation très minutieuse des accidents locaux.

L'existence habituelle de dysménorrhée prémenstruelle, à type ovarien, la recrudescence des douleurs sous l'influence de diverses causes de fluxion utéro-ovariennes, les localisations bilatérales et pelviennes des douleurs, leurs irradiations lombo-abdominales, ont une grande valeur au point de vue du diagnostic des lésions génitales.

Le toucher vaginal donne des renseignements précieux sur l'état des culs-de-sac et sur les modifications des annexes; le toucher rectal, permettant au doigt de pénétrer plus haut, en arrière et sur les côtés de l'utérus, fournira souvent les éléments décisifs du diagnostic. On percevra ainsi beaucoup plus nettement que par le vagin les plaques de péritonite circonscrite, en même temps que les ovaires dégénérés et douloureux.

Lorsqu'on suit les malades, on peut se rendre compte que les troubles génitaux se sont montrés antérieurement aux diverses manifestations gastro-intestinales et nerveuses, qui rendent ultérieurement la situation si compliquée.

C'est en s'appuyant sur toutes ces considérations que l'on sera amené à conseiller très judicieusement une opération libératrice.

L'intervention n'a pas ici le même caractère d'urgence que dans les cas précédents; aussi peut-elle être différée jusqu'à ce que l'on ait, en quelque sorte, épuisé toutes les ressources du traitement médical et hygiénique : repos, bains, hydrothérapie, cures thermales et climatériques, massages, gymnastique, etc. On ne devra pas oublier toutefois qu'une abstention trop prolongée peut favoriser la diffusion des accidents nerveux, et aggraver l'état des malades.

Quand le diagnostic est bien et dûment établi; quand les lésions génitales, modérées en apparence, semblent bien nettement l'origine ou le foyer prédominant des accidents, il vaut mieux agir tôt que tard.

Chez les femmes riches, libres de leur temps et de leurs mouvements, l'expectation peut être prolongée, si les désordres nerveux ne prennent pas trop d'acuité. Mais pour celles qui sont obligées de gagner leur vie par leur travail, ou tout au moins de s'occuper activement de leur famille, il y aurait de sérieux inconvénients à différer trop longtemps. Elles ont besoin de leur santé, et on doit chercher à la leur rendre le plus tôt possible. L'attente leur serait d'autant plus préjudiciable que l'immobilisation prolongée dans des salles d'hôpital, ou dans des milieux où l'hygiène laisse beaucoup à désirer, risquerait de les exposer à la tuberculose.

Ces cas se prêtent aux ablations partielles, les ovaires étant parfois seuls en cause. Après un examen très minutieux des lésions, on peut se contenter de libérer les adhérences, de réséquer une faible partie des organes malades; des pointes de feu appliquées sur les petits kystes suffisant quelquefois pour accélérer le processus de sclérose, et pour supprimer les réactions douloureuses.

Une opération de ce genre ne serait pas complète si elle ne s'accompagnait pas d'un examen de l'utérus, à la surface duquel on rencontrera souvent de petits myomes que rien ne permettait de soupçonner et qu'il est parfois possible d'énucléer.

Enfin, l'attention du chirurgien se portera aussi sur l'appendice, dont l'ablation s'imposera si l'on y constate la moindre altération.

Les troubles nerveux post-opératoires seront d'autant moins prononcés qu'on aura moins attendu pour faire enlever les organes malades. On les préviendra en surveillant la régularité de toutes les fonctions, en imposant aux malades une vie calme, exempte de fatigue et d'agitation, en conseillant, selon les cas, le séjour à la montagne ou un traitement dans des stations thermales faiblement minéralisées. Au contraire, la prolongation des souffrances, les angoisses qu'éprouvent les malades seraient des causes puissantes de déséquilibrement du système nerveux chez des personnes prédisposées le plus souvent par l'hérédité.

CHAPITRE II

Ovarite.

Les altérations des ovaires sont généralement liées à celles des trompes, et rien n'est plus commun que de rencontrer, au cours des salpingites, un ovaire soudé au kyste tubaire. Les deux affections sont alors cliniquement inséparables, et il serait bien difficile de discerner, parmi leurs symptômes, la part exacte qui revient à chacun de ces organes. Aussi en fait-on, habituellement, une description d'ensemble, sous le nom de *salpingo-ovarite*.

L'inflammation de l'ovaire peut cependant se présenter isolément ; *primitive*, elle résulte généralement de phénomènes dystrophiques en rapport avec des troubles circulatoires d'origine diathésique ; *secondaire*, elle est consécutive à une maladie générale, infectieuse.

Bien qu'elles soient admises par tous les auteurs, les ovarites secondaires sont rares : on les a signalées au cours de la fièvre typhoïde, de la variole, de la grippe et surtout des oreillons.

L'influence de cette dernière maladie ne saurait être mise en doute, mais ses déterminations génitales sont beaucoup plus rares chez les filles que chez les garçons : l'*orchite ourlienne* est assez fréquente, l'*ovarite ourlienne* est une exception.

Beaucoup plus rares encore sont les manifestations ovariennes des autres maladies infectieuses. Quoique mon attention se soit particulièrement fixée sur ce point depuis plus de dix ans, je n'en ai pas rencontré un seul cas net chez les nombreuses typhoïdiques et pneumoniques que j'ai eu l'occasion d'observer.

OVARITE PRIMITIVE. — *Étiologie.* — L'ovarite primitive est un peu plus fréquente : elle paraît résulter principalement de troubles de la circulation pelvienne, que ceux-ci soient d'origine *mécanique, nerveuse,* ou *diathésique.*

Les grossesses répétées, diverses tumeurs de l'utérus ou du ligament large (corps fibreux, kystes dermoïdes, etc.) compriment les veines et occasionnent une *congestion passive* des ovaires, qui devient le point de départ d'une sclérose plus ou moins envahissante. Le varicocèle pelvien, quelle que soit son origine, amène presque toujours des désordres analogues.

On a également invoqué les *congestions actives,* et c'est à ce point de vue qu'on peut incriminer la fatigue, la station debout à peu près permanente des vendeuses dans les magasins, l'*abus* de la marche, de la bicyclette, de la danse, surtout au moment des règles. Les excitations sexuelles exagérées ou anormales ont été signalées avec raison comme une cause importante d'hyperémie ovarienne, surtout quand elles se produisent d'une manière précoce.

L'ovarite s'observe, même en dehors de ces conditions, dès la puberté. Lawson Tait accuse la vie sédentaire motivée par les études que l'on impose aux jeunes filles, la musique, les lectures sentimentales, les rêveries, qui deviendraient souvent la cause d'une excitation nerveuse capable de troubler la circulation de l'appareil génital. Ces imputations sont loin d'être démontrées et il serait peut-être préférable d'avouer que nous ne connaissons guère les origines réelles de cette affection.

Il est probable que la chlorose (Dalché) et divers troubles du développement jouent un rôle prépondérant dans la genèse de ces ovarites; c'est à ce propos qu'il faut faire une part très large aux tares héréditaires, telles que la syphilis, la tuberculose, et surtout le *neuro-arthritisme*, dont es tendances sclérogènes favorisent l'action des diverses causes qui viennent d'être indiquées.

Les lésions de l'ovarite primitive portent à la fois sur le stroma et sur l'appareil glandulaire. Le tissu conjonctif est épaissi, induré, les vaisseaux sont le siège d'une congestion intense; de nombreux follicules de Graaf sont tuméfiés, distendus, sans que leur déhiscence se produise. Il en résulte à la longue une *dégénérescence scléro-kystique de l'ovaire*.

Symptômes. — Ces altérations se traduisent par une sensation permanente de gêne, de tension douloureuse au niveau des ovaires. Toutes les circonstances capables de surexciter la circulation ovarienne augmentent ces phénomènes et provoquent des crises d'intensité variable. La fluxion menstruelle joue à ce point de vue un rôle prépondérant; aussi la *dysménorrhée* est-elle l'un des symptômes les plus importants de cette affection.

Les malaises généraux, les douleurs lombo-abdominales et les accidents nerveux qui les accompagnent, tels que migraines, dyspepsie, vomissements, etc., se montrent quelques jours avant les règles : leur intensité va croissant jusqu'à l'apparition du flux menstruel, puis survient, en général, une détente rapide, d'autant plus accentuée que la perte a été plus abondante. Limitées, dans certains cas, aux époques cataméniales, les douleurs reparaissent le plus souvent, sous une forme atténuée, quelques jours plus tard. Elles occasionnent ainsi une gêne permanente, aggravée de recrudescences périodiques.

A ces phénomènes s'ajoutent divers troubles de la menstruation : l'aménorrhée est assez rare, elle ne survient que tardivement, lorsque l'envahissement de la sclérose a détruit le tissu glandulaire; les ménorragies sont beaucoup plus fréquentes : elles s'observent presque à chaque époque, les règles ayant une durée moyenne de huit ou dix jours. A des pertes abondantes et prolongées succède parfois une aménorrhée de plusieurs mois, de sorte que les fonctions menstruelles ne présentent plus de régularité.

Épuisées par les crises dysménorrhéiques, et par les hémorragies qui les accompagnent, énervées par les élancements continuels dans les reins, dans le bas-ventre. qu'augmentent la marche, les secousses de la voiture, les moindres efforts, les malades sont à peu près condamnées à l'inactivité. Elles passent leurs tristes jours étendues sur leur lit ou sur une chaise-longue, digérant mal, perdant l'appétit, les forces, le courage; elles fournissent un terrain admirablement préparé pour l'apparition des névroses.

Cependant l'examen local ne révèle que fort peu de chose : une douleur réveillée par la pression sur un point de la paroi abdominale, correspondant à l'intersection de deux lignes, dont l'une irait de l'épine iliaque antérieure et supérieure à l'épine du pubis, l'autre de l'ombilic à l'éminence iléo-pectinée, et une douleur analogue perçue par le toucher vaginal, à la partie supérieure du cul-de-sac antérieur et légèrement en dehors.

Avec un peu d'habitude on sent assez bien l'ovaire qui est le plus souvent prolabé dans le cul-de-sac postérieur. Mais c'est par le rectum qu'on peut se rendre compte de l'état des ovaires presque toujours déplacés, en bas et en arrière : on distingue quelquefois les bosselures que forment à leur surface les petits kystes, et surtout on constate l'hyperesthésie dont ils sont le siège.

Il n'est pas rare que l'ovarite chronique coïncide avec d'autres altérations de l'appareil génital, et principalement avec un *développement incomplet de l'utérus*, compliqué d'*antéflexion* ou de *rétroflexion* de l'organe. Souvent aussi des ovaires scléro-kystiques coïncident avec des *fibro-*

myomes utérins, sans que les causes de cette association nous soient connues.

L'évolution de l'ovarite est essentiellement chronique : elle ne menace pas directement la vie des malades, mais, par la gêne permanente qu'elle occasionne, par les désordres qu'elle entretient dans les fonctions utérines, par le retentissement qu'elle exerce sur le système nerveux, elle constitue une affection d'une réelle gravité.

Traitement. — L'ovarite secondaire, consécutive aux infections utéro-tubaires, ne saurait être envisagée à part, au point de vue thérapeutique. La prophylaxie et le traitement de cette affection rentrent dans ce qui a été dit à propos des salpingites, dont elle n'est qu'une dépendance.

Dans l'ignorance où nous sommes du rôle que peuvent jouer dans la production de l'ovarite les diverses maladies infectieuses de l'enfance dont le retentissement sur l'appareil génital est exceptionnel, on ne saurait imaginer aucune mesure prophylactique précise dirigée dans ce sens.

Il serait bon toutefois d'observer attentivement les jeunes filles et les femmes, à la suite d'oreillons, de fièvre typhoïde, de scarlatine, dont les symptômes habituels se sont compliqués de ménorragies, de métrorragies ou de douleurs pelviennes, et d'attacher une importance toute spéciale aux divers troubles qui pourraient survenir dans la sphère génitale : dysménorrhée, ménorragies, sensations habituelles de pesanteur, gêne à la marche, etc., qui pourraient faire soupçonner des altérations ovariennes.

En dehors même de ces circonstances, de tels symptômes méritent toujours d'attirer l'attention. On ne saurait trop réagir contre la tendance, qu'ont beaucoup de femmes, à croire et à répéter que la *douleur fait partie essentielle du fonctionnement de l'appareil génital*, et qu'une personne courageuse n'en doit pas tenir compte. Ce préjugé cause à chaque instant l'aggravation de nombreuses maladies, qu'un traitement précoce pourrait faire disparaître ou enrayer. La *dysménorrhée, les irrégularités menstruelles*, les *ménorragies, la leucorrhée*, doivent, à tout âge, être prises en grande considération, et il est indispensable de consulter à ce propos un médecin.

S'il n'est guère possible de faire disparaître la *sclérose* lorsqu'elle a envahi les ovaires, parfois dès le début de la puberté, on peut utilement combattre l'*hyperémie* qui en est souvent le point de départ, et qui l'aggrave constamment.

L'hygiène générale et des soins locaux appropriés rendront ici de grands services à ce point de vue comme dans toutes les affections génitales.

On conseillera d'éviter tout ce qui est de nature à provoquer des congestions pelviennes : le séjour au bord de la mer, les exercices violents, la station debout prolongée, les longues courses à pied ou en voiture.

On imposera une alimentation aussi peu excitante que possible, et d'où seront exclus les mets épicés, les viandes marinées et faisandées, les poissons de mer, coquillages, fromages forts, le vin pur, les liqueurs, le thé et le café, les vins et élixirs médicamenteux, ainsi que tous les toniques à base d'alcool.

On surveillera tout particulièrement les fonctions intestinales, la distension de l'intestin par des matières et par des gaz ne pouvant que faciliter la congestion et l'infection de l'appareil génital.

L'usage des lavements, et en particulier des lavements émollients très chauds, gardés aussi longtemps que possible, aura une bonne influence non seulement sur l'intestin, mais sur l'hyperémie génitale. On évitera les drastiques, les purgations violentes, pour recourir, s'il le faut, à des préparations d'huile de ricin ou de magnésie.

Dans ces conditions, on devra interdire aux jeunes filles un travail trop assidu : la position assise prolongée, l'immobilisation durant des heures, devant une table d'étude, ou devant un piano, est éminemment préjudiciable.

Nombre de jeunes filles dysménorrhéiques, migraineuses, à la ville, cessent de l'être dès qu'elles vivent au grand air et qu'elles ne se surmènent plus.

La cure d'air sera toujours avantageuse, et la montagne, en général, préférable à la mer. On y pourra joindre, suivant les indications personnelles, une cure thermale : la Bourboule, Saint-Nectaire, Uriage, chez les anémiques; Salies-de-Béarn, Salins-Moutiers, Salins-du-Jura, la Mouillère-Besançon, Bex, chez les lymphatiques; Saint-Gervais, Bagnères-de-Bigorre, Luxeuil, Bourbonne, Néris, Plombières, Bourbon-l'Ar-

chambault, Bourbon-Lancy, pour les neuro-arthritiques.

On prescrira en outre des bains fréquents, des
lotions froides, des douches, des frictions alcooliques quotidiennes sur tout le corps.

On imposera la pratique régulière, méthodique
de la gymnastique suédoise, et particulièrement
des exercices exécutés dans la position horizontale, en insistant sur les mouvements décongestionnants : adduction et abduction des cuisses
avec résistance, etc.

Enfin, dans quelques cas, on aura recours au
massage pour régulariser la circulation pelvienne.

Au moment des crises, on obligera les malades
à garder le lit et on s'efforcera de combattre la
douleur au moyen de pansements humides chauds,
d'onctions calmantes, de lavements ou de suppositoires renfermant un peu d'opium, de belladone et d'antipyrine.

Les injections de morphine ne seront employées
que dans les formes graves, car elles conduiraient
promptement à la morphinomanie. L'opium, le
chloral, l'antipyrine, le pyramidon, donnés par
la voie gastrique ou par la voie intestinale, aide-
ront à calmer les malaises.

On pourra y joindre le valérianate d'ammo-
niaque, l'éther amylvalérianique, le bromidia,
l'extrait de cannabis indica, et même l'ovarine,
l'ocréine ou les extraits ovariens.

Si, malgré l'hygiène et la thérapeutique médicale, les accidents ne font que s'accroître, on
songera au traitement chirurgical, dont les indi-

cations ont été posées plus haut. Avant de s'y résoudre, il importe d'établir un diagnostic précis et de ne pas se laisser duper par *le mirage des troubles nerveux idiopathiques* qui existent chez certaines femmes.

CHAPITRE III

Lymphangite périutérine. Phlegmon du ligament large.

I. — Sous le nom de phlegmon du *ligament large*, de *paramétrite*, on décrit toutes les inflammations du tissu cellulaire périutérin, réservant, pour celles qui intéressent le péritoine, le nom de *périmétrite*. On a beaucoup et longtemps discuté sur le siège exact des lésions : certains auteurs n'admettent pas l'existence de tissu cellulaire entre l'utérus et le péritoine qui le recouvre, et rapportent à la séreuse exclusivement toutes les complications de ce genre.

Le péritoine est souvent intéressé en pareil cas, mais les altérations fondamentales n'en sont pas moins localisées au *tissu cellulaire* qui existe entre les deux feuillets des ligaments larges, et se prolonge un peu sur les côtés de l'utérus au voisinage de leurs insertions.

Les recherches de J.-L. Championnière[1] ont

---

1. J.-L. Championnière, *Lymphatiques utérins et lymphangite utérine*, Th. Paris, 1870.

servi de base à celles de F. Siredey et Auger (Lymphadénites utérines), de A. Guérin, Mary et Martineau (Adénolymphite), etc., et ces divers travaux ont démontré d'une manière indiscutable l'existence assez fréquente des *phlegmons du ligament large*, et leur *origine lymphangitique*.

La plupart de ces auteurs en ont étudié surtout les formes graves, dans lesquelles la suppuration se produit au niveau des ganglions lymphatiques.

Les inflammations bénignes du tissu cellulaire périutérin et pelvien sont beaucoup plus communes, et si on ne leur accorde pas l'importance qu'elles méritent, c'est parce qu'on les confond habituellement avec les salpingites[1], dont elles se distinguent par leurs symptômes et par leur évolution.

II. *Étiologie.* — Une notion importante domine l'histoire des phlegmons du ligament large et des lymphangites péri-utérines, c'est que les *germes infectieux* ne pénètrent, en général, dans les lymphatiques *que par effraction*.

Bien avant l'ère pastorienne, Noël Guéneau de Mussy avait montré que le phlegmon du ligament large succède aux déchirures du col utérin. C'était également l'opinion de F. Siredey, et celle de la plupart des auteurs cités plus haut.

Les *traumatismes obstétricaux* occupent le premier plan dans l'étiologie de cette affection : les applications de forceps, versions, le passage

---

1. *Les lymphangites péri-utérines*, par A. Siredey et E. Coudert (*La Gynécologie*, décembre 1902).

d'une tête fœtale volumineuse, etc., en un mot toutes les circonstances qui peuvent provoquer une déchirure du col utérin, ou d'autres solutions de continuité sur le trajet des voies génitales.

Il convient d'y ajouter les traumatismes d'ordre médico-chirurgical, et ce ne sont pas les moins fréquents : l'introduction, dans l'utérus, d'instruments hystéromètres, sondes. curettes, pinces, tiges métalliques destinées au redressement ou à l'électrisation, etc.), de crayons médicamenteux (surtout rigides), les tiraillements produits pour abaisser l'utérus, etc., les cautérisations pratiquées sur le col [1], etc.

On peut incriminer encore : les explorations répétées et maladroites, le coït. surtout à une époque très rapprochée d'un accouchement ou d'une fausse couche.

Ces divers traumatismes seraient plus particulièrement dangereux s'ils apportaient de nouveaux microbes pathogènes dans l'appareil génital, — et c'est ce qui arrive souvent dans les manœuvres criminelles tentées pour amener l'avortement ; — mais, en dehors même de toute infection nouvelle, la solution de continuité qu'ils produisent permet aux microbes de pénétrer dans les lymphatiques.

Ce sont surtout les *streptocoques* et les *staphylocoques* qui envahissent ainsi les tissus pro-

---

1. Il est à remarquer, cependant, que les cautérisations faites à l'aide du caustique de Filhos ne provoquent pas, ordinairement, de réactions de ce genre.

fonds; cependant Madlener a constaté que le *gonocoque* pouvait gagner le cul-de-sac de Douglas sans y être amené par la trompe.

III. *Symptômes*. — Dans les formes graves qui surviennent immédiatement après l'accouchement, les symptômes revêtent, d'emblée, une violence inquiétante : frissons, fièvre, avec élévation accentuée de la température (39° à 40°), douleur sur un côté ou sur les deux côtés de l'abdomen.

Une vaste collection purulente se développe bientôt, qui réclame une intervention rapide, souvent sans grand succès. Dans certains cas apparaît une sorte d'œdème envahissant (*phlegmon diffus de Virchow*, *œdème purulent aigu de Pirogoff*) et les malades succombent avant que le pus se soit collecté.

Dans les formes subaigües, de beaucoup les plus fréquentes, il s'agit de femmes dont les suites de couche ont été normales, en apparence du moins, et chez lesquelles la maladie survient un certain temps après qu'elles ont repris leur vie habituelle.

Elle se révèle par une sensation de pesanteur dans le bas-ventre, qui fait place à des douleurs aiguës sous l'influence de la marche, de la fatigue, et surtout de traumatismes locaux même modérés, tels que coït, exploration médicale, introduction d'une canule à injection, etc. En même temps elles accusent un léger suintement muco-sanguinolent, mais les véritables pertes de sang, la leucorrhée abondante, sont rares.

L'accroissement progressif de la douleur et de

la fièvre oblige les malades à prendre le lit, toutefois les souffrances sont moins vives et n'ont pas le même caractère angoissant que dans la péritonite. La température oscille entre 39° et 40°, qu'elle dépasse rarement.

L'examen local révèle un vaste empâtement, qui occupe tout un côté du bassin, refoulant l'utérus du côté opposé. Cette masse phlegmoneuse chaude, dure, très sensible au toucher, fait saillie à la partie supérieure du vagin, de telle sorte que le doigt l'atteint avant de percevoir le col.

Quand elle est limitée à la région supérieure (ligament large proprement dit), dans la gaine des vaisseaux utéro-ovariens, elle est difficilement perçue par le toucher vaginal, qui montre surtout que le fond de l'utérus est incliné du côté opposé.

Lorsqu'elle occupe la base du ligament large, c'est le col qui est déplacé, tandis que le fond de l'utérus est incliné vers la lésion.

Ce qui caractérise essentiellement ces tumeurs phlegmoneuses, c'est qu'elles ne sont pas séparées de l'utérus par un sillon, comme les kystes tubaires, elles sont accolées à sa paroi et semblent faire corps avec lui.

D'abord dure, tendue, la tumeur se ramollit peu à peu, à mesure que le pus se collecte.

La lymphangite péri-utérine n'aboutit pas toujours à la suppuration. Elle se rencontre fréquemment sous sa forme bénigne, curable par les seuls soins médicaux.

Beaucoup de femmes, obéissant à un préjugé néfaste, se lèvent huit ou neuf jours après leurs couches, et reprennent immédiatement leur vie habituelle, alors que l'involution de l'utérus n'est pas encore complète et que les déchirures, qui ont pu se produire au niveau du col, ne sont pas cicatrisées. La station debout, la fatigue, l'insuffisance des soins locaux, retardent encore l'involution et la guérison des plaies.

Dans ces conditions, le moindre traumatisme suffira pour infecter les déchirures cervicales et pour provoquer une poussée de lymphangite.

Les malaises sont assez vagues pour passer inaperçus. On les met volontiers sur le compte de la faiblesse; puis, peu à peu, la gêne progressivement croissante, les douleurs que cause la fatigue, l'apparition d'un suintement muco-sanguinolent, décident la malade à consulter un médecin.

La palpation de l'abdomen ne révèle rien d'anormal, si ce n'est une sensibilité exagérée lorsqu'on cherche à plonger la main dans la cavité pelvienne et lorsqu'on appuie sur les bords ou sur le fond de l'utérus.

Au toucher, on constate un utérus *subinvolué*; le col est gros, souvent fendu, parfois un peu entre-bâillé.

Les culs-de-sac vaginaux semblent effacés, et l'on sent, au voisinage de l'utérus, une sorte de bourrelet œdémateux, dur, douloureux qui fait corps avec lui et l'immobilise. Tantôt cet empâtement œdémateux l'entoure à la façon d'un croissant; tantôt il revêt la forme d'une vaste cloison transversale, accolée par une de ses extrémités à l'un des bords de l'utérus, et se prolongeant, en dehors, jusqu'à la paroi pelvienne; ou bien encore, il forme une tumeur latérale du volume d'un œuf de poule, ou à peine gros comme une cerise.

L'état de *subinvolution de l'utérus, ses connexions intimes avec cette masse dure à expansion latérale*, constituent les signes les plus caractéristiques de ces *lymphangites péri-utérines*.

Pendant quelques jours, malgré le repos, le bourrelet s'accroît de dedans en dehors. Lorsque la tension est portée au maximum, on peut craindre la suppuration, qui survient quelquefois, s'annonçant par ses symptômes habituels, mais le plus souvent une détente se produit; la régression se fait peu à peu, lentement, tantôt de dedans en dehors, tantôt de dehors en dedans.

Dans le premier cas, il persiste pendant plusieurs semaines un foyer d'induration au voisinage de l'utérus; dans le second cas, on perçoit, assez longtemps, une plaque indurée le long de la paroi pelvienne.

Enfin, après quelques mois, il ne reste plus qu'une bride, non douloureuse, qui limite les mouvements latéraux de l'utérus. Cette cicatrice profonde s'observe très fréquemment chez les femmes qui ont eu des enfants. Elle siège dans le cul-de-sac gauche, et il n'est pas excessif de la considérer comme un vestige d'une petite poussée de lymphangite, qui s'est produite au voisinage d'une déchirure du col (plus fréquente à gauche), et qui a passé inaperçue.

Certaines lymphangites sont tout à fait remarquables par la rapidité de leur évolution. Elles donnent lieu à un gonflement très marqué, qui atteint son maximum en trois ou quatre jours, et diminue aussi promptement, pour disparaître sans laisser de traces. On les a justement comparées aux fluxions d'origine dentaire.

Le diagnostic des lymphangites péri-utérines n'est pas très difficile. Les tumeurs tubo-ovariennes sont plus limitées, globuleuses, elles siègent plus haut, dès l'origine; prolabées dans le cul-de-sac de Douglas, elles n'ont pas la même diffusion que la tuméfaction phlegmoneuse des lymphangites : elles sont moins intimement unies à l'utérus; on les perçoit généralement en arrière, tandis que la localisation prédominante des lymphangites répond toujours aux côtés de l'utérus.

Enfin, les désordres menstruels sont plutôt en faveur des altérations tubo-ovariennes. Les lésions du tissu cellulaire entraînent peu de troubles fonctionnels dans les organes génitaux, et, même dans les formes graves, elles sont beaucoup moins fréquemment que les affections des trompes et des ovaires, des causes de stérilité.

IV. *Prophylaxie et traitement.* — Le rôle prédominant des *traumatismes* dans la genèse des *lymphangites péri-utérines* et des *adéno-phlegmons du ligament large* montre qu'il faut éviter tout ce qui serait de nature à produire une solution de continuité sur les parois de l'utérus.

Qu'il s'agisse d'explorations, de pansements, on doit procéder avec douceur, assurer l'asepsie des doigts, des instruments, et se garder de toute manœuvre violente qui pourrait ouvrir une porte à l'infection du système lymphatique. Il est d'autant plus nécessaire d'insister sur ces précautions que ces lymphangites péri-utérines succèdent souvent à des essais thérapeutiques.

Jusqu'à ce que l'involution de l'utérus après l'accouchement soit complète, les rapports sexuels peuvent être dangereux à ce point de vue; les canules, que l'on introduit pour les injections, blessent quelquefois l'utérus, surtout lorsqu'il existe une brièveté anormale du vagin.

Dès que l'examen local a révélé l'existence d'un foyer d'empâtement, d'œdème phlegmoneux au voisinage de l'utérus, quels qu'en soient le siège et l'étendue, l'immobilisation des malades doit être exigée, même dans les formes légères. La marche, la station debout prolongée, les fatigues que s'imposeront les femmes, sans quitter l'appartement, suffiront plus d'une fois pour transformer en des accidents graves, des lésions peu accentuées au début. Aussi le repos absolu, au lit, est-il la base du traitement dans tous les cas.

On y ajoutera des injections de décoction chaude de pavots et de guimauve, faites dans la position horizontale, lentement et sous faible pression, en évitant la distension des culs-de-sac vaginaux.

Si les douleurs sont très vives, des suppositoires ou des lavements opiacés et belladonés, additionnés d'antipyrine au besoin, suffiront en général pour procurer l'apaisement. Exceptionnellement, en présence d'indications pressantes, on aurait recours à la morphine.

Dans les formes graves, on appliquera de la glace sur le ventre, et dès que la suppuration sera manifeste, quel qu'en soit le siège, on réclamera une intervention chirurgicale. L'ouverture spontanée du foyer aboutit presque toujours à une évacuation incomplète, à des suppurations prolongées, interminables, et à l'infection des viscères voisins.

Quand la période aiguë est passée, il faut surveiller soigneusement la convalescence des malades. On s'abstiendra de tout traitement actif du côté du col ou de la cavité de l'utérus : des tentatives de dilatation, des pansements intra-utérins, l'abaissement du col à l'aide de pinces, pourraient ramener promptement de nouvelles poussées d'angioleucite.

Ce n'est que quand les lésions sont complètement *refroidies* que l'on est autorisé à traiter les altérations de la muqueuse utérine, siège primitif de l'infection.

Quand les malades sont en état de quitter le lit, les grands bains additionnés de sel gris ou d'eaux-mères de Salies-de-Béarn produisent généralement de bons effets.

Plus tard, si l'empâtement, l'induration persistent, on conseillera une cure thermale.

De toutes les affections génitales, ce sont celles qui bénéficieront le plus sûrement des saisons d'eaux : les stations de Biarritz, Salies-de-Béarn, la Mouillère-Besançon, Salins, Salins-Moutiers,

Bex, La Mothe-les-Bains, Luxeuil, Bourbonne, Saint-Nectaire dont le choix sera subordonné aux conditions individuelles.

Plus tard, s'il persiste des brides, des adhérences, on conseillera des massages pratiqués avec prudence.

CHAPITRE IV

Pelvi-péritonite.

I. *Étiologie et pathogénie*. — Après avoir pendant longtemps dominé toute la pathologie des annexes, la *pelvi-péritonite* est aujourd'hui reléguée au second plan.

Extrêmement fréquente, au point de vue anatomique, car il est peu d'affections de l'utérus, des ovaires, ou des trompes, qui ne se compliquent à un moment donné d'inflammation du péritoine pelvien, elle est rare, si l'on ne veut tenir compte que des cas où les lésions péritonéales, primitives ou secondaires, sont assez étendues et assez intenses pour constituer la localisation la plus importante de l'infection génitale.

La contamination du péritoine pelvien peut être due à du pus provenant du pavillon des trompes, et qui tombe dans la cavité de Douglas ; c'est le fait le plus fréquent, mais elle se produit aussi par la pénétration directe des germes à travers la paroi de l'utérus ou de la trompe jusqu'à leur revêtement péritonéal.

Ce procédé de contage mis en lumière autrefois pour l'infection puerpérale par J.-L. Championnière, par F. Siredey, et son élève J. Fioupe, a été observé plus exceptionnellement, pour le gonocoque, par Madlener.

Les perforations de l'utérus ou du cul-de-sac de Douglas par des instruments, les brusques ruptures d'adhérences dans des essais de redressement de la matrice, l'application défectueuse d'un pessaire dans le cul-de-sac postérieur, peuvent être le point de départ de cette complication.

Dans certains cas même, on a pu incriminer la menstruation, au cours de laquelle une petite hémorragie tubaire ou ovarienne donnerait lieu à un écoulement de sang dans le péritoine, mais le fait est rare.

La menstruation agit plutôt ici, comme elle le fait dans toutes les affections génitales, en exagérant la virulence des germes, et en leur fournissant, par la congestion qu'elle provoque dans les organes pelviens, un terrain particulièrement favorable à leur développement.

II. *Symptômes et marche.* — La pelvi-péritonite a généralement un début brusque, presque foudroyant, qui rappelle celui de la péritonite généralisée.

Les malades ressentent subitement une violente douleur à la partie inférieure de l'abdomen, en même temps qu'elles éprouvent une sorte d'affaissement, de sidération.

La douleur est fixe, sans irradiations bien

accentuées ; elle augmente au moindre mouvement : la toux, les respirations profondes, l'exaspèrent. Le poids des couvertures est insupportable : la défécation, la miction, sont à peu près impossibles, et fréquemment les malades sont tourmentées par du ténesme vésical et rectal, ou par de la rétention d'urine.

Le visage est très rapidement altéré, les traits s'effilent, les yeux s'excavent ; le pouls est petit, fréquent, parfois irrégulier. La température ne dépasse guère 39°. Le ventre est tendu, météorisé, et il survient généralement des nausées, puis des vomissements verdâtres.

L'acuité de la douleur est assez vive pour empêcher toute exploration précise : le toucher, la palpation la plus légère sont extrêmement pénibles, et ne donnent pas de renseignements bien décisifs.

Ce sont surtout les phénomènes généraux et la grande sensibilité du ventre qui font faire le diagnostic.

Après trois ou quatre jours, quelquefois plus tard, on observe une détente : la douleur et les nausées disparaissent, ou diminuent, le pouls se relève.

La sensibilité locale reste à peu près la même ; il n'est pas rare que les malades perdent du sang ou du mucus sanguinolent, même à une époque éloignée des règles.

Le toucher permet de constater l'immobilisation de la matrice, en même temps que l'existence, dans le cul-de-sac de Douglas, d'un vaste empâtement, d'abord mou, à peine perceptible, dont la consistance augmente peu à peu, formant une véritable tumeur, régulièrement arrondie, et séparée du col utérin par un sillon.

L'utérus est refoulé en avant, et parfois même appliqué contre la symphyse. Son immobilité augmente, à mesure que se produisent des adhérences.

Le toucher rectal donne des indications précises sur la forme et les rapports de la tumeur, mais il est très douloureux. La palpation de l'abdomen, quand le météorisme a disparu, ne fournit aucune constatation importante, à cause du siège profond des lésions ; à moins qu'il ne se soit produit, dans le péritoine, un épanchement abondant.

Après avoir présenté des allures violentes, inquiétantes au début, les accidents s'atténuent quelquefois promptement.

Plus rarement, la maladie prend une marche grave et tend à se généraliser. C'est ce qu'on observe dans l'état puerpéral, ou bien à la suite de perforations utérines ou vaginales méconnues, et de ruptures d'abcès tubaires ou ovariens.

En général, après une violente alerte initiale, la détente s'accentue et, en suivant les malades, on peut constater la régression progressive de la tumeur, en même temps que l'amélioration de tous les symptômes.

Quand il s'agit d'un simple exsudat séreux, celui-ci se résorbe progressivement, mais on sent longtemps encore dans le cul-de-sac postérieur les masses que forment l'exsudat péritonéal, les fausses membranes de plus en plus épaisses qui l'enkystent, et l'empâtement œdémateux qui entoure les régions malades.

Lorsque la lésion suppure, on en est averti par la persistance de la fièvre, par les oscillations de la température, par le caractère lancinant des douleurs, etc.

A côté de ces *variétés exsudatives*, on observe assez souvent des *formes sèches* de la maladie. c'est ce qui se voit surtout dans la *péritonite blennorragique* [1].

Elle commence généralement au niveau du pavillon de la trompe, quelquefois en arrière de l'utérus (Madlener), dans le cul-de-sac de Douglas, et elle se caractérise surtout par des fausses membranes, qui déterminent promptement la formation d'adhérences, mais ne donnent pas lieu à la production de liquide.

Même après leur guérison, les pelvi-péritonites laissent dans le bassin des altérations persistantes, qui occasionnent une gêne prolongée.

L'intestin entouré de fausses membranes fonctionne difficilement; la constipation opiniâtre provoque tôt ou tard des phénomènes d'entéro-côlite. L'utérus rétrofléchi est fixé, par des adhérences, dans le cul-de-sac postérieur; quelquefois le col seul est retenu en arrière par un épaississement des ligaments utéro-sacrés, tandis que le

---

1. P. Charrier, *Péritonite blennorragique chez la femme*, Th. Paris, 1892.

corps est fortement fléchi en avant. Les ovaires et les trompes, entourés, comprimés par des fausses membranes, sont profondément troublés dans leurs fonctions. Aussi, la *dysménorrhée*, la *stérilité*, les *névralgies pelviennes* sont-elles les conséquences habituelles des pelvi-péritonites, quelle qu'en soit la cause.

III. *Prophylaxie et traitement.* — Les indications prophylactiques sont ici les mêmes que pour les autres affections des annexes : on évitera les traumatismes locaux de tout genre.

On insistera sur la nécessité du repos pour les malades atteintes de salpingite, car la péritonite est souvent le résultat d'imprudences variées.

Dès les premiers symptômes de péritonite, on exigera l'immobilisation absolue au lit, dans le décubitus horizontal, et l'on fera appliquer un ou deux sacs de glace sur le ventre avec les précautions habituelles.

Pour combattre les nausées, on prescrira la diète, en ne permettant, de temps à autre, que quelques cuillerées d'eau d'Evian. Contre le météorisme, on pourra introduire, plusieurs fois par jour, avec précaution, une sonde dans le rectum, pendant une demi-heure, pour faciliter l'expulsion des gaz et diminuer la tension de l'intestin.

On calmera les douleurs en donnant de l'opium, par la voie gastrique : une goutte de laudanum de Rousseau toutes les heures, par exemple, jusqu'à concurrence de 12 à 15 gouttes par jour, ou bien des pilules d'un centigramme d'extrait thébaïque dans les mêmes conditions. Si les douleurs sont très vives, il est préférable de recourir à des injections de morphine, qui assurent mieux l'immobilisation des malades et l'apaisement des souffrances.

On doit s'abstenir de purgations, afin d'éviter les mouvements de l'intestin, mais il n'est pas indispensable de constiper systématiquement les malades en leur donnant de l'opium ou du bismuth. Des évacuations spontanées peuvent se produire sans grand inconvénient, et on peut les faciliter au moyen de suppositoires ou de petits lavements émollients d'un quart de litre.

D'ailleurs le professeur Reclus, J.-L. Faure conseillent beaucoup d'employer chez ces malades des lavements répétés d'eau bouillie très chaude. On commence à 46°-48°, pour élever peu à peu leur température à 50° et même à 55°. On fera garder ainsi un lavement d'un demi-litre ou d'un litre jusqu'à ce qu'il se soit refroidi à la température du corps, et on renouvellera deux ou trois fois par jour, ou bien on conseillera des irrigations prolongées à l'aide d'une sonde à double courant, introduite profondément dans le rectum. Ces moyens calment la douleur et semblent activer la résorption des exsudats.

En cas de faiblesse excessive du pouls, on aura recours à des injections d'huile camphrée et de sérum. Mais il est inutile de donner, par la voie gastrique, des potions qui, souvent, exagèrent les nausées et les vomissements, sans soulager les malades.

L'utilité de la révulsion est très contestable, ses

inconvénients le sont moins : l'application de vésicatoires, de pommades irritantes, ne pourrait que causer une grande gêne si une intervention chirurgicale urgente était imposée par les circonstances. Les badigeonnages de collodion n'ont aucune efficacité pour combattre le météorisme et ils blessent souvent la peau.

Dès qu'on observera une détente manifeste, on diminuera peu à peu la glace de manière à la supprimer progressivement, et on renoncera le plus tôt possible à la morphine, dont l'emploi prolongé entraînerait vite l'accoutumance.

Dans la plupart des cas, le traitement médical suffit, et la guérison de la pelvi-péritonite est la règle.

Si l'on constate des symptômes nets de suppuration, on n'hésitera pas à recourir au chirurgien.

Beaucoup plus délicate est l'intervention chirurgicale en pleine crise ; certains chirurgiens la préconisent dans les formes graves, où, d'heure en heure, on voit la généralisation de la péritonite s'accentuer. C'est ce qu'on observe surtout dans l'infection puerpérale et dans les perforations de l'utérus ou du cul-de-sac de Douglas. Il importe, dans ce cas, d'opérer le plus tôt possible.

Quand les douleurs et la fièvre ont disparu, la guérison est loin d'être complète : si les malades se lèvent prématurément, si elles font des efforts exagérés, elles s'exposent à une rechute.

Celle-ci peut être également provoquée par des troubles intestinaux, constipation, entérite muco-membraneuse.

Aussi doit-on maintenir le repos jusqu'à ce que l'utérus ait recouvré une grande partie de sa mobilité, ou que tout au moins les brides et adhérences perçues par le doigt ne soient plus douloureuses.

On recommandera aux malades d'exécuter dans le lit des mouvements des membres inférieurs et du tronc; ce n'est que peu à peu qu'on leur permettra de se lever.

Plus tard on conseillera le massage et des saisons thermales, s'il y a lieu, en insistant sur les eaux chlorurées sodiques faibles : Luxeuil, Néris, Bourbonne, ou sur certaines stations sulfureuses telles que Saint-Sauveur, Bagnères-de-Bigorre, etc.

CHAPITRE V

Tuberculose des organes génitaux.

La tuberculose génitale n'est pas rare chez la femme. Elle se rencontre simultanément ou isolément dans les diverses régions de l'appareil génital. Les trompes et les ovaires en sont le siège le plus habituel, mais on l'observe aussi au niveau de l'utérus et moins souvent sur le vagin ou sur la vulve.

I. *Tuberculose des ovaires et des trompes.* — Elle a été bien décrite depuis longtemps par Aran, Bernutz, F. Siredey, P. Brouardel, Terrillon[1].

1. Terrillon, *Arch. de tocologie*, 1889.

Les lésions tubaires sont généralement primitives; l'ovaire n'est atteint que secondairement. Cependant Guillemain[1] a pu réunir treize cas de tuberculose ovarienne primitive. Les altérations ne diffèrent pas beaucoup à première vue de celles des salpingo-ovarites ordinaires; la trompe renferme du pus, elle adhère aux organes voisins, l'ovaire est accolé au pyosalpinx, le péritoine épaissi, parsemé de granulations tuberculeuses, renferme un liquide louche chargé de produits caséeux. Il existe quelquefois un ou plusieurs abcès entourés d'une membrane épaisse, lardacée (*abcès froid pelvien*).

Les granulations tuberculeuses s'étendent parfois bien au delà du foyer génital : on en voit sur le péritoine voisin, sur les anses intestinales, et on peut les suivre jusqu'aux ganglions iliaques et lombaires.

Les symptômes sont à peu près ceux des autres salpingites : l'existence de lésions diffuses et très étendues, coïncidant avec des réactions locales modérées et des phénomènes généraux peu accentués, est déjà de nature à faire concevoir des soupçons, mais c'est surtout la constatation de signes nets de tuberculose du côté des poumons ou du péritoine qui met sur la voie du diagnostic.

Dans certains cas, la tuberculose génitale envahit promptement le péritoine, donnant lieu, presque d'emblée, à des symptômes abdominaux

---

1. Guillemain, *Tuberculose de l'ovaire* (*Revue de Chirurgie*, 1894).

plutôt que pelviens, et c'est l'examen local seul qui permettra de découvrir, derrière une *ascite*[1] *suspecte* ou une *péritonite sèche généralisée*, des *lésions tubo-ovariennes tuberculeuses*, foyer initial de la maladie.

II. *Tuberculose de l'utérus.* — Sur l'utérus, la tuberculose se présente sous la forme *miliaire aiguë*, ou sous celle *d'endométrite caséeuse et diffuse chronique* (Rosthorn). Elle est exceptionnelle sur le col utérin où elle donne lieu à des *lésions végétantes*.

Dans le premier cas, les granulations ne sont pas seulement superficielles, sous-épithéliales, telles qu'on les voit à un premier examen, elles s'infiltrent dans la profondeur, à travers les glandes, et même au milieu des éléments musculaires, déterminant assez promptement des lésions ulcéreuses, dont la guérison est d'autant plus difficile, qu'elles pénètrent plus profondément dans le parenchyme utérin. C'est ainsi d'ailleurs que commencent les altérations qui aboutissent à *l'endométrite caséeuse diffuse.*

Symptômes. — Les symptômes ne diffèrent pas de ceux des métrites communes : douleurs, écoulements leucorrhéiques et sanguins; l'augmentation de volume de l'utérus pourrait seule donner l'éveil.

Quand on constate, dans les sécrétions, de petites masses caséeuses, en même temps que les

---

1. Bouilly, *De l'ascite des jeunes filles* (*Semaine Gynécol.*, décembre 1896).

malades présentent des signes de tuberculose pulmonaire, abdominale ou pelvienne, on peut songer à une métrite tuberculeuse. Néanmoins c'est au laboratoire qu'il faut le plus souvent demander les éléments du diagnostic. L'examen des produits recueillis au niveau des ulcérations y révèle la présence du bacille de Koch. Dans les cas douteux on doit recourir à des inoculations sur le péritoine des cobayes.

Les gynécologues qui pratiquent systématiquement ces recherches arrivent ainsi à reconnaître des tuberculoses génitales qui passeraient inaperçues.

III. *Tuberculose du vagin.* — La muqueuse vaginale, avec son épithélium plat, résistant, est peu favorable au développement de la tuberculose; aussi la tuberculose du vagin est-elle rare.

On a observé la *tuberculose miliaire aiguë* (Virchow, von Rosthorn), mais elle est tout à fait exceptionnelle. On rencontre plutôt des *ulcérations tuberculeuses* du vagin, tantôt arrondies, tantôt allongées sur la paroi postérieure, en rapport avec les sécrétions qui s'écoulent de l'utérus (Springer[1], Bierfreund[2]). La plaie a des bords irréguliers, taillés à pic, un fond gris jaunâtre, recouvert d'un enduit caséeux, et l'on voit quelquefois, sur l'ulcération ou dans son voisinage immédiat, des grains jaunes, comme ceux qu'a décrits Trélat dans la tuberculose de la langue.

---

1. Springer, *Zeitschrift für Heilk.*, Bd. XXIII, Heft I.
2. Bierfreund, *Zeitschrift für Geb. u. Gyn.*, 1888.

Ici encore, l'examen microscopique et les inoculations sont nécessaires pour préciser le diagnostic.

IV. *Tuberculose de la vulve.* — Un peu moins rare que celle du vagin, elle se présente également sous la *forme miliaire,* et plus souvent sous la *forme ulcéreuse*, la première conduisant en général à la seconde.

Les ulcérations tuberculeuses de la vulve sont quelquefois prises pour des lésions syphilitiques, et traitées comme telles. Elles ne présentent que bien rarement des caractères assez spéciaux pour attirer l'attention.

Ce n'est que très exceptionnellement que l'on constate des ulcérations à fond gris jaunâtre, avec enduit caséeux. Dans deux observations de Kuettner et de Schenk, chez des enfants de six ans et de quatre ans et demi, on avait vu une ulcération étendue de la vulve coïncider avec des ganglions inguinaux suppurés.

Dans certains cas, la tuberculose se présente sous une forme spéciale qu'on désigne sous le nom d'*esthiomène de la vulve.* Elle consiste en des ulcérations à marche lente dont les bords sont notablement hypertrophiés. Suivant que prédomine le processus destructif ou l'hyperplasie, on rencontre des lésions ulcéreuses, en quelque sorte serpigineuses, que l'on a comparées assez justement au lupus de la face, ou des masses volumineuses, déformant toute la région vulvaire.

Les ulcérations de l'esthiomène se cicatrisent spontanément en certains points avec une grande rapidité, tandis que le processus ulcéreux continue dans des régions voisines.

L'hypertrophie existe presque toujours, mais elle est très variable. Quelquefois une sorte d'œdème dur se produit au niveau des lésions, distendant le derme épaissi, et lui donnant une consistance élastique. Les petites lèvres, le clitoris ont des dimensions doubles ou triples de celles qu'ils présentent à l'état normal. Des noyaux hypertrophiques de même nature peuvent apparaître, en divers points du périnée et autour de l'anus.

Cette altération curieuse était connue depuis longtemps et confondue avec les productions syphilitiques ou cancéreuses. C'est Huguier[1] qui a dénoncé sa nature tuberculeuse et tous les auteurs l'ont confirmée depuis.

V. *Étiologie.* — Dès que l'on connut la nature parasitaire de la tuberculose, l'origine de ses localisations génitales fut presque exclusivement attribuée à la pénétration du bacille de Koch, par *voie ascendante*, et l'on releva un certain nombre d'observations très concluantes à ce point de vue.

Cependant, il est démontré aujourd'hui que la tuberculose génitale est rarement primitive, et que sa marche ascendante est exceptionnelle.

Dans des rapports très documentés, qui ont été

---

1. Huguier. *De l'esthiomène de la vulve et du périnée,* *Mém. Acad. de Médecine,* 1849.

présentés, en 1902, au IV⁰ Congrès de Gynécologie, à Rome, Amann, de Munich, et A. Martin, de Greifswald, montrent que la *tuberculose génitale est presque toujours secondaire* (dans les 4/5⁰ ou les 5/6⁰ des cas), et que même quand elle est primitive, elle débute plutôt par la profondeur que par les organes superficiels. Cette marche descendante de l'infection est d'ailleurs conforme à ce que l'on observe dans l'appareil urinaire.

Le bacille de Koch est amené dans les organes génitaux par la voie sanguine, ou par la voie lymphatique, suivant que l'infection succède à une tuberculose pulmonaire ou à une tuberculose abdominale. Quelquefois la contamination se fait par contiguïté, l'intestin ou le péritoine tuberculeux, se trouvant en contact avec les trompes, les ovaires ou l'utérus.

Dans les cas de *tuberculose primitive*, les premières voies génitales restent le plus souvent indemnes, alors même qu'elles ont servi de passage aux germes morbides.

Les bacilles de Koch peuvent provenir de lésions tuberculeuses des organes génito-urinaires masculins (prostate, vésicules séminales, testicules, épidydime, pénis, vessie, reins), de matières fécales qui souillent la région ano-vulvaire, lorsqu'il existe de l'entérite tuberculeuse, de salive déposée à l'entrée de la vulve, enfin de diverses sources accidentelles : vases, objets de toilette servant à plusieurs personnes.

Quelle que soit l'origine du bacille de Koch, c'est le plus souvent le coït qui l'introduit dans l'utérus, soit que l'organe masculin apporte lui-même l'élément contagionnant, soit qu'il ne fasse que refouler les microbes accidentellement réunis à l'entrée de la vulve.

La masturbation, l'introduction des canules, le toucher médical, pourraient également faciliter la pénétration de ces germes.

L'immunité relative des premières voies génitales s'explique par la résistance de l'épithélium pavimenteux qui les recouvre, car la rareté des lésions tuberculeuses de la vulve, du vagin et de l'utérus, n'est guère en rapport avec la fréquence de l'épididymite tuberculeuse.

Le plus souvent, la tuberculose des premières voies génitales succède à celle des trompes et des ovaires, les produits de la trompe infectant l'utérus, et les sécrétions utérines contaminant le vagin qu'elles souillent constamment.

La tuberculose vaginale est relativement plus fréquente chez les petites filles que chez les adultes, et dans ce cas la contagion est souvent due à la mère.

L'existence de lésions antérieures, d'origine gonococcique, puerpérale ou autre, ou d'érosions syphilitiques, etc., favorise évidemment la contamination.

V. *Prophylaxie et traitement*. — Ces notions montrent que, dans la plupart des cas, la *tuberculose primitive* des organes génitaux de la femme pourrait être prévenue par une hygiène rigoureuse.

La contagion conjugale directe n'entre que

pour une part assez faible dans l'étiologie de cette affection, et on pourrait en diminuer encore l'importance, en prévenant la femme du danger auquel elle est exposée.

Mais surtout il importe. chez les tuberculeuses, de surveiller la région ano-vulvaire, et de prescrire des soins de propreté destinés à éviter la souillure de la vulve par des matières chargées de bacilles de Koch. Il faut recommander aux femmes atteintes de tuberculose de prendre des précautions lorsqu'elles soignent leurs fillettes, et leur faire comprendre les graves conséquences que pourrait avoir le contact, avec la vulve, de linges ou de doigts sur lesquels auraient séjourné des crachats.

En dehors de ces soins d'hygiène locale, la prophylaxie de la tuberculose génitale se confond avec celle de la tuberculose en général. La vie au grand air, le repos, une alimentation régulière et saine, en constitueront les éléments essentiels. On évitera les mets épicés, les préparations phosphatées, et tout ce qui pourrait exciter ou congestionner l'appareil génital.

Le traitement médical est d'autant plus impuissant contre les lésions tuberculeuses des organes génitaux, que celles-ci occupent un siège plus profond.

Les salpingo-ovarites ne réclament que l'immobilisation, des soins appropriés pour combattre les souffrances et relever les forces dans la mesure du possible, jusqu'au moment où une intervention chirurgicale sera jugée opportune.

On prescrira des injections biquotidiennes de sublimé à 1/2000ᵉ, de permanganate de potasse à 1/2000ᵉ, de manière à protéger les voies génitales inférieures contre les sécrétions bacillifères des organes profonds.

La métrite tuberculeuse ne saurait également retirer un grand profit de soins purement médicaux. La présence de granulations tuberculeuses dans l'épaisseur du parenchyme utérin ne permet pas de compter beaucoup sur l'efficacité des pansements locaux : les badigeonnages iodés, les injections intra-utérines de teinture d'iode ou de chlorure de zinc, les insufflations de poudre d'iodoforme, les cautérisations à l'acide lactique, pourront amener une amélioration momentanée, mais elle sera peu durable.

Le curettage serait lui-même insuffisant, et il présenterait le danger d'ouvrir de nouvelles voies à l'infection.

Il ne faut pas oublier d'ailleurs que la métrite succède habituellement à la salpingite, et que celle-ci n'étant pas atteinte par le traitement, provoquera une réinfection à bref délai.

Aussi n'est-il pas excessif de songer à l'hystérectomie que préconisent beaucoup de chirurgiens. On aura recours, tantôt à l'extirpation du segment infecté (Martin), tantôt à l'ablation totale de l'utérus avec ses annexes.

Quand la tuberculose génitale est secondaire et qu'il existe de graves lésions des autres organes, il est préférable de s'en tenir aux simples soins médicaux.

Quoique plus accessibles, les lésions tuberculeuses de la vulve et du vagin n'en sont pas moins difficiles à guérir. Les badigeonnages à l'aide de teinture d'iode, d'acide lactique ou de chlorure de zinc, ont une efficacité plus apparente que réelle, et n'empêchent guère les lésions de récidiver, toujours en raison de l'infiltration précoce des follicules tuberculeux dans les tissus sous-muqueux.

Le raclage des lésions à l'aide de la curette, suivi des mêmes pansements. leur destruction à l'aide du thermo-cautère ou du galvano-cautère offriraient plus de chances de succès.

Enfin, l'emploi des rayons de Rœntgen serait parfaitement indiqué dans la circonstance, malgré leur action sur les ovaires. Les résultats que l'on obtient dans la radiothérapie des lupus de la face et des tuberculoses cutanées en général, autorisent à penser que la plupart des lésions tuberculeuses de la vulve, et particulièrement l'esthiomène, en bénéficieront, surtout si l'on y joint la cure d'air et de repos indispensable au traitement de cette maladie.

CHAPITRE VI

Syphilis des organes génitaux de la femme.

Il est inutile d'aborder ici l'étude des déterminations primitives et secondaires de la syphilis que l'on peut rencontrer sur l'appareil génital de la femme.

Le *chancre infectant*, les *plaques muqueuses* de la vulve et du vagin, les *folliculites des grandes lèvres* n'ont rien de particulier, et présentent, à quelques détails près, les mêmes caractères que sur les téguments ou sur les muqueuses d'autres régions. Tous ces accidents sont bien connus, décrits depuis longtemps, et chacun sait qu'ils exigent, en même temps que le traitement général de la syphilis, des soins locaux appropriés : cautérisations à la teinture d'iode, au nitrate d'argent, au nitrate acide de mercure, etc.

Les *formes tertiaires* méritent plus d'attention : elles sont encore peu connues, et on les confond généralement avec les altérations banales de l'utérus et des annexes.

Néanmoins, des publications déjà anciennes du Dr Ozenne [1], des observations présentées au Congrès de Gynécologie de Rouen, en 1904, par le Dr Jeanne [2], de Rouen, et par Mlle Robineau [3], du Havre, ont montré nettement l'influence de la syphilis dans certaines affections génitales de la femme.

Il s'agissait tantôt *d'augmentation de volume de l'utérus* (Mlle Robineau), avec *bosselures*, *métrorragies*, faisant croire à l'existence de fibromes, tantôt *d'altérations annexielles diffuses*,

1. Dr Ozenne, *Soc. médic. du IXe arrondissement de Paris*, 1898. — *Id.*, *Dégénérescence scléreuse des ovaires d'origine syphilitique*, IVe Congrès de gynécologie, Rouen, 1904.
2. Dr Jeanne, *A propos de la syphilis tertiaire péri-utérine*, IVe Congrès de gyn., Rouen, 1904.
3. Mlle Robineau, *Contribution à l'étude de la syphilis de l'utérus*, IVe Congrès de Gynécol., Rouen, 1904.

simulant les salpingo-ovarites banales ou les lymphangites péri-utérines avec cellulite pelvienne (Dr Jeanne). Les cas d'Ozenne se rapportaient à des *dégénérescences scléreuses des ovaires*, accompagnées de métrorragies rebelles. La persistance des accidents, leur aggravation en dépit des soins rationnels qui avaient été prescrits et suivis, amenèrent les médecins découragés à faire l'essai d'un traitement spécifique, que légitimaient les antécédents des malades. La rapidité de la guérison, sous l'influence de cette médication, révéla seule la véritable nature de la maladie.

Si rares que soient les faits de ce genre, ils ne sauraient être tenus pour négligeables. Chez des femmes atteintes ou suspectes de syphilis, présentant du côté de l'utérus ou des annexes des accidents qui ne s'améliorent pas sous l'influence du repos et de la thérapeutique habituelle de ces affections, il est indispensable de recourir à à la médication spécifique, avant de leur proposer une intervention chirurgicale. Des frictions hydrargyriques, des injections hypodermiques de biiodure de mercure, ou de calomel, combinées à l'usage de l'iodure de potassium, par la voie gastrique ou en lavements, pourront ainsi avoir raison d'hémorragies rebelles, ou de tumeurs annexielles qui sont dues à des syphilomes diffus.

CINQUIÈME PARTIE

TUMEURS

Bien que le rôle de l'hygiène et de la thérapeutique médicale soit singulièrement réduit en présence des tumeurs, on peut en attendre, dans certains cas, quelques services.

CHAPITRE I

Fibro-myomes de l'utérus.

1. *Caractères anatomiques.* — Les *fibro-myomes* ou *tumeurs fibreuses* sont constitués par des éléments analogues à ceux du parenchyme utérin. Leur structure est généralement simple : on n'y découvre que des *fibres musculaires lisses* et du *tissu conjonctif.*

Dès l'origine, les corps fibreux se distinguent assez nettement du parenchyme utérin qui les entoure : on les détache d'autant plus facilement qu'ils sont entourés d'une véritable petite capsule conjonctive.

A mesure qu'ils se développent, ils peuvent subir diverses transformations :

La *dégénérescence fibreuse*, qui tend à la disparition des éléments musculaires et à l'atrophie scléreuse de la tumeur.

La *dégénérescence graisseuse*, phénomène régressif du même genre, amenant la désagrégation des fibres lisses, et leur absorption par des phagocytes. qui les entraînent dans le courant circulatoire, par la voie des lymphatiques.

Ces deux processus s'observent souvent à la suite des accouchements, ils aboutissent l'un et l'autre à la guérison des myomes.

La *dégénérescence calcaire* est plus rare, elle consiste en une infiltration des nodules myomateux par des sels de chaux, qui les transforment en de véritables masses pierreuses, improprement appelées *calculs utérins*.

La *dégénérescence myxomateuse* conduit à l'apparition, dans les travées conjonctives, de cellules myxomateuses, entre lesquelles se forme, en plus ou moins grande abondance, du tissu muqueux.

La *dégénérescence sarcomateuse* se rencontre assez fréquemment à l'époque de la ménopause. Le tissu conjonctif intermusculaire est envahi par des cellules sarcomateuses rondes, puis fusiformes, qui prolifèrent, se substituant peu à peu aux éléments musculaires. C'est alors que des tumeurs, stationnaires depuis longtemps, prennent tout à coup un développement rapide.

En dehors de ces modifications de texture, les fibro-myomes peuvent subir d'autres altérations, telles que la *suppuration*, la *gangrène*, la *transformation kystique*.

Ces kystes résultent de la *dégénérescence myxomateuse ou sarcomateuse*, de la *dilatation anormale de vaisseaux lymphatiques* (*fibromes lymphangiectasiques de Léopold*), de *vacuoles produites par des hémorragies*, de *foyers de ramollissement* survenus au sein de la tumeur, d'*adénomyomes* provenant de glandes utérines enflammées, de *débris du corps de Wolff* (Recklinghausen), ou de *canaux de Muller accessoires*.

Le siège des fibro-myomes, leur groupement, ont une grande importance au point de vue de leur évolution clinique et des symptômes auxquels ils donnent lieu.

A l'origine, ils sont presque toujours inclus dans le parenchyme utérin, c'est-à-dire *interstitiels*, mais suivant qu'ils sont situés près de la surface externe de l'utérus ou au voisinage de sa surface interne, ils évoluent dans l'une ou l'autre de ces directions, pour devenir plus ou moins promptement sous-péritonéaux ou sous-muqueux. Ils se détachent en quelque sorte de la paroi, et, coiffés du péritoine ou de la muqueuse, font saillie dans la cavité utérine ou dans la cavité abdominale, sous la forme d'une masse presque indépendante, et qui n'est reliée à l'utérus que par un pédicule plus ou moins large. Certains *fibro-myomes sous-péritonéaux* peuvent ainsi flotter dans l'abdomen, et c'est seulement par un examen attentif que l'on reconnaît leur nature et leur origine.

Les *fibro-myomes interstitiels* présentent les formes et les dimensions les plus variées. On peut constater parfois une ou deux vastes tumeurs du volume du poing ou d'une tête d'enfant, qu'accompagnent des masses beaucoup plus petites. Dans d'autres cas, le parenchyme utérin est en quelque sorte farci de petits myomes dont les plus gros ne dépassent guère le volume d'une cerise. La paroi utérine, très hypertrophiée, atteint des proportions considérables.

Parfois, on observe une sorte d'*hypertrophie diffuse généralisée de l'élément musculaire*, au milieu de laquelle on distingue quelques rares *nodules myomateux*; ceux-ci même peuvent manquer.

Le développement des fibro-myomes, leurs rapports avec les organes voisins, diffèrent suivant qu'ils siègent sur le corps ou sur le col de l'utérus. Les premiers évoluent du côté de l'abdomen : qu'ils restent *interstitiels* ou qu'ils deviennent *sous-péritonéaux*, à mesure qu'ils grossissent, ils s'élèvent dans la cavité abdominale où ils sont facilement accessibles au palper.

Les *fibro-myomes du col* se développent au contraire exclusivement dans le bassin : inclus dans les feuillets du ligament large, ou appliqués contre les parois du bassin sur lesquelles ils compriment les divers organes, ils font à peine saillie en arrière du pubis, et peuvent échapper à la palpation.

Quoique moins volumineux que les fibro-myomes du corps, ils déforment complètement l'utérus, et causent une gêne beaucoup plus accentuée, par suite de la pression qu'ils exercent sur la vessie, sur le rectum, sur les vaisseaux et nerfs du bassin.

11. *Symptômes et marche.* — Les fibro-myomes sont souvent latents, et ne se révèlent par aucun symptôme important : leur découverte est due quelquefois au hasard d'un examen médical.

Certains indices, cependant, doivent les faire soupçonner : longtemps avant que les fibromes soient perceptibles, les règles sont généralement abondantes et douloureuses. Dès la puberté, l'écoulement menstruel a une durée insolite, et les années ne font que l'augmenter. Ces *ménorragies* peuvent résulter de simples influences diathésiques[1], mais quand elles ne cèdent pas à un traitement hygiénique rigoureusement suivi, on devra les tenir pour suspectes, surtout si elles s'accompagnent de *dysménorrhée.*

Plusieurs jours avant les règles, il se produit à l'hypogastre et aux lombes une sensation de pesanteur, de tension, qui s'accroît, et devient de plus en plus pénible. Légèrement atténuées par l'écoulement du sang, les douleurs persistent encore pendant un ou deux jours, puis cessent peu à peu.

La coïncidence de ces crises douloureuses avec des pertes de sang habituellement abondantes doit toujours faire songer à des myomes, dont on

---

1. A. Siredey, *Les ménorragies essentielles des jeunes filles (Journal des Praticiens,* 1899).

ne constate d'ailleurs nettement l'existence que beaucoup plus tard.

Les symptômes s'accentuent progressivement : les ménorragies augmentent de durée et d'intensité, présentant parfois une abondance inquiétante.

G. Richelot insiste avec raison sur la facilité avec laquelle les femmes supportent ces pertes de sang ; en quelques jours elles sont remises et reprennent leur activité, éprouvant même, par le fait de cette saignée, un véritable soulagement.

Bientôt surviennent des pertes blanches, d'abord limitées aux quelques jours qui suivent les règles, puis elles se prolongent davantage, et finissent par persister d'une manière continue entre les époques cataméniales.

De temps en temps le liquide est plus teinté, et parfois même le sang reparaît pendant quelques jours.

La menstruation devient moins régulière, l'écoulement de sang est presque ininterrompu ; les pertes rouges se prolongent indéfiniment sous la forme d'un suintement rosé.

Dans certains cas, les pertes blanches se présentent sous la forme d'*hydrorrhée* ; elles consistent en un écoulement abondant, irrégulièrement intermittent, de liquide clair, qui inonde brusquement les malades.

Ce phénomène est presque toujours l'indice de *corps fibreux pédiculisés*, dont la présence dans la cavité utérine excite la sécrétion des glandes.

Les fibro-myomes sous-péritonéaux, généralement sensibles, deviennent douloureux à la suite de réactions péritonitiques provoquées par des traumatismes, des efforts, des fatigues excessives.

Les fibromes interstitiels, en dehors de l'hyperémie menstruelle, peuvent être le siège de poussées congestives, sous l'influence des mêmes causes, ou à l'occasion de réactions provoquées par des imprudences et des écarts de régime.

Lorsque les douleurs affectent le type lombo-abdominal, et qu'elles augmentent d'intensité, malgré le repos, présentant de temps à autre des recrudescences, on doit songer à l'énucléation intra-utérine de myomes, qui provoquent la dilatation du canal cervico-utérin.

Les tumeurs qui occupent le segment inférieur de l'utérus donnent lieu, lors de chaque poussée congestive, physiologique ou accidentelle, à des névralgies du plexus sacré, à des phénomènes de ténesme vésical et rectal, et parfois même à la rétention de l'urine dans les uretères avec hydronéphrose et accidents urémiques.

Quel que soit le siège des tumeurs, il n'est pas rare de constater des phénomènes d'éréthisme cardio-vasculaire relevant de l'hypertension imputable à la gêne mécanique de la circulation intra-abdominale, ou à des troubles nerveux d'ordre réflexe. Cette dernière interprétation semble s'imposer lorsqu'on est en présence de masses peu volumineuses, n'ayant aucune connexion avec les vaisseaux sanguins, et qui déterminent des *crises de tachycardie.*

A une époque avancée de leur évolution, les fibro-myomes sont d'un diagnostic facile : la palpation de l'abdomen, combinée au toucher vaginal, permet de sentir des masses dures, bosselées, irrégulières, déformant l'utérus, avec lequel elles font corps ; parfois elles sont pédiculées et paraissent, au premier abord, libres dans la cavité abdominale ; en réalité, elles sont rattachées à l'utérus par un pédicule et elles se déplacent avec lui.

De consistance souvent inégale, certaines de ces tumeurs, d'apparence molle, kystique, seraient facilement prises pour des hydrosalpinx, mais leur union intime avec l'utérus, l'absence de douleur à la pression, la constatation nette d'autres corps fibreux, permettent de fixer leur nature.

Au début, le diagnostic est beaucoup plus difficile : chez les personnes maigres, dont l'abdomen est flasque et dépressible, on peut percevoir, d'une façon très précoce, de petits myomes, encore peu développés, ne faisant qu'une faible saillie à la surface du corps ou du col utérin ; on les reconnaît à leur consistance plus dure, qui tranche sur l'élasticité relative du parenchyme utérin.

Le toucher rectal renseigne souvent mieux à ce point de vue que le toucher vaginal. Il permet d'explorer la paroi postérieure et les côtés de l'utérus sur une plus grande hauteur, et de reconnaître les lésions annexielles, plus sensibles que les fibromes.

L'utérus gravide se distingue de l'utérus myomateux par la mollesse du col et par l'aspect renflé, *en ballon*, du corps utérin. Les hémorragies observées au début de la grossesse sont plus irrégulières, plus capricieuses que les ménorragies des corps fibreux. Les commémoratifs indiquent, en cas de grossesse, des troubles plus récents.

Les fibro-myomes ont généralement une marche lente, mais leur évolution n'obéit pas à des lois régulières, applicables à tous les cas.

Les tumeurs sous-péritonéales, devenues en quelque sorte indépendantes de la circulation de l'utérus, restent souvent stationnaires, ou subissent la régression fibreuse. Les fibro-myomes interstitiels eux-mêmes sont loin de se développer tous avec la même rapidité. On peut suivre pendant des années des corps fibreux, sans constater de modifications très appréciables, tandis que, chez certaines femmes, des tumeurs plus petites ont pris, dans le même intervalle, un développement plus accentué. En général, les tumeurs interstitielles grossissent beaucoup plus vite que les myomes sous-péritonéaux.

Leur accroissement ne se fait pas suivant une progression régulière. Les poussées congestives, survenues à l'époque des règles, ou sous l'influence de diverses causes accidentelles, augmentent peu à peu leur volume.

La grossesse s'accompagne au début d'un accroissement des myomes, mais, le plus habituellement, ceux-ci restent mous, puis ils diminuent au point de disparaître complètement après l'accouchement. Il en est cependant qui persistent, et cette circonstance n'améliore pas leur pronostic.

Au voisinage de la ménopause, la marche des fibro-myomes réserve souvent des surprises.

Chez la plupart des femmes, malgré de violentes pertes de sang pendant les deux ou trois années qui précèdent la ménopause, les tumeurs restent stationnaires, les hémorragies cessent peu à peu.

Les corps fibreux participent à la régression sénile de l'appareil génital, ils deviennent moins tendus, puis ils diminuent progressivement de volume. Quelquefois, en dépit de toutes les prévisions, des fibro-myomes qui, jusqu'à l'époque de la ménopause, n'avaient donné lieu à aucun accident important, provoquent tout à coup des douleurs, des hémorragies, et on les voit augmenter rapidement de volume, sans présenter, dans l'intervalle des règles, la moindre tendance à la régression. Souvent, dans ces conditions, les tumeurs ont subi la *transformation sarcomateuse*.

Dans certains cas des fibro-myomes sous-muqueux se pédiculisent, se détachent de la paroi et tombent dans la cavité utérine, qui s'en débarrasse par un véritable accouchement. En l'absence même de toute intervention, leur pédicule peut se rompre et la tumeur est expulsée au dehors. Plus rarement, des fibromes péritonéaux se séparent de leur pédicule, et s'enkystent dans le cul-de-sac de Douglas où ils subissent la transformation fibreuse.

Les fibro-myomes peuvent entraîner la mort par *épuisement*, à la suite d'hémorragies répétées et indéfiniment prolongées, par *infection*, à la suite de suppuration ou de sphacèle des tumeurs. Ces accidents s'observent surtout consécutivement à des traumatismes septiques (électrolyse mal faite, introduction d'hystéromètres ou de sondes, etc.).

Le plus souvent, la mort résulte de complications, telles que *pneumonie* survenue chez une malade cachectique, *embolie pulmonaire* succédant à une phlébite, *asystolie* consécutive aux troubles de l'appareil circulatoire, et plus rarement *urémie*, par compression des uretères, ou *péritonite* résultant de lésions péri-utérines.

III. *Étiologie et pathogénie.* — Exceptionnels avant vingt-cinq ans, les fibro-myomes se rencontrent surtout entre trente et quarante-cinq ans ; dans l'immense majorité des cas, leur début est bien antérieur au moment où l'on reconnaît leur existence.

D'après Bennett, les tumeurs fibreuses seraient beaucoup plus fréquentes chez les femmes de *race nègre* ou *mulâtre* que chez *les blanches*, quoique rien n'explique cette particularité.

L'*hérédité* paraît avoir une certaine importance : il n'est pas rare d'observer des fibro-myomes chez plusieurs femmes de la même famille.

En dehors de l'*hérédité directe*, le tempérament des malades mérite d'être pris en grande considération. C'est surtout parmi les *neuro-arthritiques* que l'on voit apparaître ces tumeurs (F. Siredey, Landouzy). G. Richelot insiste beaucoup sur les tendances dystrophiques et sclérogènes des neuro-arthritiques, et il signale avec raison les relations étroites qui existent entre les *gros utérus sclé-reux hypertrophiés* et la *myomatose diffuse*. S'appuyant sur les recherches de Strassmann et de Lehmann[1], qui ont signalé la coexistence, chez un grand nombre de femmes, d'artérites chroniques, et de polyscléroses viscérales, avec les corps fibreux, il n'hésite pas à faire jouer dans la genèse de ces tumeurs un rôle prépondérant à la *dystrophie scléreuse*.

On peut relever chez la plupart de ces malades divers signes de neuro-arthritisme : affections articulaires, migraines, lithiase biliaire ou rénale, etc.

Les corps fibreux sont d'ailleurs plus fréquents dans la clientèle de la ville que dans celle de l'hôpital.

Schrœder en a observé 362 cas dans sa clientèle privée, contre 235 à sa policlinique; Hofmeier 515 dans sa clientèle et 283 chez les malades de la policlinique, cependant beaucoup plus nombreuses. Ces statistiques sont assez concluantes à ce point de vue.

Tandis que certains auteurs accusaient la *grossesse* et *l'accouchement* de favoriser le développement des myomes, Bayle[2] avait depuis long-

---

1. Strassmann et Lehmann, *Arch. für Gyn.*, 1899.
2. Bayle, Corps fibreux, *Dict. des Sciences médicales*.

temps signalé la fréquence plus grande des corps fibreux chez les femmes *stériles* ou *peu fécondes*.

Cruveilhier [1] considérait également les tumeurs fibreuses comme plus communes chez les *vierges* ou chez les *femmes stériles*.

Gusserow [2] s'efforça au contraire de réagir contre cette opinion, en soutenant que la stérilité était non pas la cause, mais, le plus souvent, la conséquence des altérations de l'utérus.

Emmet attribue à la grossesse une influence favorable sur les fibromes ; Hofmeier, au Congrès de Médecine de 1900 (Paris), s'est exprimé catégoriquement dans le même sens : l'absence de grossesse, selon lui, facilite la production des myomes.

Treub, d'Amsterdam, dans une très intéressante communication à la Société d'Obstétrique de Paris, n'hésite pas à conclure que « le manque ou la cessation précoce de tout le processus de la reproduction favorise la production des fibromes et en est même le facteur le plus important ».

M. le professeur Pinard s'est fait le défenseur convaincu de cette théorie, qu'il a soutenue éloquemment dans des leçons professées à la clinique Baudelocque [3], cherchant à démontrer que les éléments de ces tumeurs participent à la dégénérescence des cellules hypertrophiées du parenchyme utérin, et, comme celles-ci, elles sont pha-

1. Cruveilhier, *Traité d'Anatomie pathologique*.

2. Gusserow, *Die Neubildungen des Uterus*, 1878.

3. A. Pinard, *Des fibro-myomes de l'utérus et en particulier des causes qui favorisent leur éclosion ou leur développement* (*Annales de gynécol. et d'obstétrique*, janvier 1904).

gocytées et entraînées par les lymphatiques qui débarrassent l'utérus de tous ses déchets.

Ces intéressantes recherches montrent d'une manière incontestable l'influence régressive de la grossesse sur les fibro-myomes, mais cette action est-elle constante? Il est permis d'en douter, puisqu'il n'est pas exceptionnel de rencontrer ces tumeurs chez des multipares : j'en ai personnellement observé plusieurs fois chez des femmes, mères de quatre et même de six enfants.

Dans combien de cas d'ailleurs la stérilité n'est-elle pas la conséquence des myomes? J'ai eu l'occasion de suivre déjà un certain nombre de femmes, de vingt à trente ans, se plaignant de rester stériles, malgré leur grand désir d'avoir des enfants, et qui ne présentaient, à cette époque, que des règles un peu trop abondantes, imputables, en apparence, aux seules tendances congestives de leur tempérament neuro-arthritique, sans modification appréciable de leur utérus.

Or, vers l'âge de trente ans, les ménorragies augmentaient, et on voyait apparaître des fibro-myomes dont l'existence avait, sans doute, été un obstacle à la fécondation. Celles-là du moins ne sauraient bénéficier d'une grossesse qui leur est impossible.

Si intéressante que soit d'ailleurs l'influence régressive de la grossesse sur les corps fibreux en voie de développement, elle ne peut fournir la base d'une véritable théorie pathogénique.

On peut admettre, avec Treub et avec le professeur Pinard, que c'est l'enfantement seul qui assurera « le grand nettoyage, le déblayage provoqué par les suites de l'accouchement », mais encore faudrait-il savoir quelle est la nature exacte, et quelle est la provenance de ces éléments, tant *normaux* que *pathologiques*, dont le parenchyme utérin a besoin d'être débarrassé; c'est ce point justement qui n'est pas encore éclairci.

Virchow avait signalé la part importante que prennent, dans la genèse des myomes, les éléments conjonctifs qui sont les principaux agents de leurs transformations ultérieures. Cohnheim, Klebs, Kleinwächter, Gottschalk, Pilliet, etc., pensent que les fibro-myomes se développent autour des vaisseaux sanguins. Keiffer[1], dans un travail récent, se montre beaucoup moins affirmatif, et admet que ces tumeurs peuvent apparaître aussi bien dans le tissu musculaire que dans la trame conjonctive de l'utérus, ou dans la paroi même des vaisseaux, sans qu'on puisse invoquer un processus uniforme et invariable.

Quant à la cause première des fibro-myomes, elle nous est complètement inconnue. L'hypothèse de l'origine infectieuse des myomes, soulevée déjà par Galippe, acceptée par Vedeler, par Pilliet, et plus récemment par Claisse[2], alors même qu'elle semblerait applicable à quelques cas, ne saurait être généralisée. On rencontre des fibro-

---

1. Keiffer, de Bruxelles, *Recherches sur la localisation et le mode de développement des myomes de l'utérus humain* (*La Gynécologie*, février 1906).

2. Claisse, *Recherches sur le développement des fibro-myomes et des adéno-myomes de l'utérus* (Th. Paris, 1900).

mes chez de nombreuses femmes indemnes de toute infection, et même chez des vierges, qui n'ont jamais présenté la moindre tare génitale, et nombre d'utérus, infectés depuis de longues années, ne renferment pas la plus petite trace de néoformation myomateuse.

Frappé de la coïncidence presque constante de *lésions sclérokystiques des ovaires*, Hegar s'est demandé si elles n'étaient pas la cause des modifications du parenchyme utérin. Rien ne permet de l'affirmer ; il est plus vraisemblable que ces diverses altérations relèvent d'une cause générale, qui nous échappe.

Les lois qui président au développement des fibro-myomes ne nous sont guère mieux connues.

Cependant, l'observation clinique nous montre l'influence manifeste des *poussées congestives* sur ces tumeurs. Elles participent d'une manière très accentuée à l'éréthisme que détermine dans l'appareil génital l'époque menstruelle. Elles paraissent notablement augmentées de volume à ce moment, et des réactions analogues se produisent en dehors des époques cataméniales, à la suite d'une marche prolongée, d'une longue course en voiture, à bicyclette, et surtout en automobile ; les excès de table, l'abus du coït et toutes les circonstances qui provoquent une hyperémie momentanée des vaisseaux utéro-ovariens, déterminent la turgescence douloureuse des corps fibreux.

IV. *Prophylaxie et traitement.* — Ne connaissant pas les causes véritables des fibro-myomes, il est difficile d'en prévoir l'apparition et d'en arrêter l'évolution. Un seul point semble nettement acquis, à l'heure actuelle, c'est que la *congestion de l'appareil génital* retentit vivement sur ces tumeurs, et tend à en accentuer le développement. C'est cette notion qui doit servir de base à leur prophylaxie.

Lorsqu'on constate, chez des jeunes femmes ou même chez des jeunes filles, des tendances congestives caractérisées par des ménorragies ou par des sensations exagérées de pesanteur, de douleurs au moment des règles, on leur imposera le repos absolu pendant les périodes menstruelles, et on leur interdira, dans l'intervalle, les exercices violents, qui seraient de nature à exagérer l'hyperémie pelvienne.

On conseillera l'hydrothérapie, les douches froides sur la région lombaire, la gymnastique limitée aux mouvements décongestionnants : adduction, puis abduction des cuisses avec résistance, etc.; et on les soumettra au régime alimentaire des arthritiques.

On essaiera, durant les cinq ou six jours qui précèdent les règles, des préparations d'hamamelis, d'hydrastis, de seigle ergoté, d'ergotine ou d'ergotinine, qui, en faisant contracter la fibre utérine, peuvent, dans une certaine mesure, prévenir l'hyperémie.

C'est à ce moment que des saisons dans des stations salines pourront être favorables, mais on les expérimentera avec une grande prudence, et en surveillant de près les malades, car chez quelques femmes neuro-arthritiques l'action des eaux salines se traduit par des phénomènes d'excitation, accompagnés d'éréthisme vasculaire qui leur serait plutôt défavorable. Il en est d'autres, plus nombreuses, peut-être. qui en retirent un grand profit.

Aux femmes mariées, on recommandera une surveillance attentive des fonctions génitales et on les mettra en garde contre tous les excès, dont l'influence congestive n'est pas douteuse.

Plus tard, quand une certaine augmentation de volume de l'utérus, ou des déformations déjà appréciables, font reconnaître le début de myomes, ces mêmes indications ne deviennent que plus pressantes.

S'il s'agit de multipares qui semblent redouter d'accroître leur famille, on leur représentera l'heureuse influence d'une grossesse sur l'évolution de ces tumeurs.

A mesure que les fibro-myomes seront plus nets, on accentuera le traitement, en surveillant avec soin ses effets : dans l'intervalle des cures salines, on conseillera les bains salés, les applications sur le ventre, pendant une ou deux heures, chaque soir en se couchant, de compresses imbibées d'eau salée saturée, ou d'eaux-mères de Salies, Biarritz, Salins, la Mouillère, Salins-Moutiers, etc.

Certaines femmes s'en trouvent très bien, et si ces moyens n'arrêtent pas le développement des fibromes, ils en atténuent souvent les inconvénients. Ces essais ne présentent aucun danger :

on ne pourrait les considérer comme nuisibles que si, faits avec parti pris, on ne se résignait pas à les abandonner quand il est démontré qu'ils exagèrent les accidents, et vont à l'encontre du but que l'on se propose.

Quand les ménorragies prennent des proportions plus marquées, les grandes injections d'eau bouillie chaude s'imposent. On fait passer ainsi 4 ou 5 fois par jour 5 à 6 litres d'eau bouillie, en commençant à 45° pour élever leur température jusqu'à 48° et même 50°. Des irrigations rectales très chaudes, faites à l'aide d'une sonde à double courant, ont également une bonne influence.

Ces lavages fatiguent beaucoup les malades, s'ils ne sont pas faits à l'aide d'appareils spéciaux, bassins perfectionnés, injecteurs de Dalché, etc.

Dans les cas extrêmes on emploiera le tamponnement simple ou gélatiné.

On peut recourir momentanément à l'injection hypodermique d'ergotine, d'ergotinine, ou donner ces médicaments par la voie buccale ainsi que des doses assez élevées d'hydrastis, d'hamamelis, de viburnum, etc.

Ces diverses substances n'agissent pas de la même façon sur toutes les malades, aussi est-il permis de faire quelques tâtonnements.

L'iodure de potassium, l'arsenic, n'ont aucune influence nette sur ces tumeurs.

La médication thyroïdienne, proposée par Jouin, semble avoir donné quelques succès. On peut l'essayer avec une surveillance attentive, mais on ne saurait lui attribuer une importance spécifique.

L'opothérapie mammaire, préconisée par quelques auteurs, n'a pas encore fait ses preuves.

L'électrolyse mérite d'occuper une place plus importante dans le traitement des fibro-myomes.

Lacaille [1] en a très bien formulé les indications : inutile contre les corps fibreux sous-péritonéaux et contre les fibromes accompagnés de lésions annexielles, ou subissant la transformation sarcomateuse et kystique, l'électrothérapie exerce souvent une action très favorable contre les douleurs et contre les pertes de sang. On ne peut pas la considérer comme un traitement curateur, mais comme un traitement symptomatique, analogue à tout ce que nous fournit en pareil cas la thérapeutique médicale. Elle réussira surtout dans les fibromes interstitiels, au cours desquels elle combattra très utilement les phénomènes congestifs, en même temps qu'elle exercera une influence favorable sur les nodules myomateux dont elle provoquera la régression. On se sert de courants galvaniques en portant un rhéophore dans la cavité utérine, l'autre étant appliqué sur la paroi abdominale ; il faut éviter l'électropuncture à travers la paroi, qui a, plus d'une fois, donné lieu à des accidents graves.

L'électrothérapie exige les mêmes réserves que les autres traitements médicaux ; elle doit être tentée prudemment, par des mains expérimentées, on en surveillera avec soin les résultats, et on les appréciera sans parti pris. Si les douleurs ou les

---

1. Lacaille, *Semaine gynéc.*, février 1900.

hémorragies augmentent, si l'introduction du rhéophore dans la cavité utérine accroît la leucorrhée et semble provoquer de l'infection, il faut renoncer à cette méthode.

En somme, la chirurgie peut revendiquer, à juste titre, son intervention comme le seul traitement radical, définitivement curateur des fibro-myomes. Doit-on s'y résigner dans tous les cas?

Jacobs [1] n'hésite pas à l'affirmer catégoriquement. Pour lui, tous les fibro-myomes, sans exception, doivent être enlevés, sous prétexte que, bénins dans une période de leur évolution, ils peuvent subir ultérieurement la dégénérescence sarcomateuse ou kystique. Ozenne a soutenu à peu près la même thèse. Cette opinion est trop radicale, et elle a été combattue par un grand nombre de chirurgiens.

Bouilly avait coutume de dire, en présence d'une femme atteinte de fibro-myomes, que la première chose à faire était *de la surveiller*, car c'est la marche seule de l'affection qui doit déterminer le choix du traitement.

Le siège de la tumeur, la rapidité de son développement, l'importance de ses complications, fourniront les principaux éléments du pronostic, et détermineront les décisions à prendre.

Un fibro-myome du segment inférieur, enclavé dans le bassin, qui comprime la vessie, les uretères, le rectum, les vaisseaux ou nerfs pelviens,

---

1. Jacobs, *Bullet. de la Soc. belge de Gynéc. et d'Obstétr.*, 1897.

provoque des douleurs, des désordres fonctionnels, des troubles circulatoires directs ou réflexes, exigera une intervention plus prompte qu'un corps fibreux à développement abdominal. Une tumeur de faible volume qui donne lieu à des hémorragies incessantes, ne serait pas sans péril maintenue à un traitement médical, tandis que des fibromes sous-péritonéaux, pédiculisés, séparés de l'utérus, n'ayant qu'une vascularisation très rudimentaire, peuvent rester indéfiniment stationnaires, et n'occasionner qu'une gêne modérée.

Une *surveillance intermittente* des malades permettra toujours de se rendre compte de l'évolution des tumeurs, et de conseiller. leur ablation en temps opportun.

L'intervention chirurgicale est nettement indiquée toutes les fois que le *volume de la tumeur*, *son accroissement rapide*, la *fréquence* et l'*intensité des métrorragies*, les *phénomènes douloureux*, les *désordres fonctionnels*, les *troubles circulatoires ou nerveux*, constituent une menace sérieuse non seulement pour la vie de la malade, mais pour sa santé générale.

A une époque où l'hystérectomie paraissait comporter un risque plus considérable, un certain nombre de chirurgiens se contentaient de pratiquer la castration. L'ablation des ovaires entraînant prématurément la ménopause, les hémorragies disparaissaient le plus souvent, et les tumeurs cessaient de s'accroître (opération de Battey).

Mais on a reconnu que cette opération n'avait qu'une efficacité relative.

Aussi l'hystérectomie est-elle aujourd'hui, pour tous les chirurgiens, l'opération de choix.

Les perfectionnements de la technique permettent de pratiquer, selon les cas, l'hystérotomie simple, avec énucléation des tumeurs fibreuses et suture de la paroi, l'hystérectomie vaginale ou abdominale, l'hystérectomie totale ou subtotale, en laissant au fond du vagin le col ou une partie du col.

Le choix entre ces divers procédés appartient au chirurgien, et souvent il ne pourra être fixé qu'après un examen complet et minutieux pratiqué sous l'anesthésie. Il est préférable à ce point de vue de lui laisser les mains entièrement libres. Un engagement formel pour l'adoption de telle ou telle méthode ne pourrait être que préjudiciable à la malade. Ce sont les circonstances seules qui doivent guider l'opérateur.

Lorsqu'on est en présence d'un fibro-myome sous-muqueux spontanément énucléé, et tombé dans la cavité utérine, l'opération peut être réduite au simple arrachement du polype, par torsion lente, avec ou sans dilatation préalable, et que l'on fait suivre de la section du pédicule et d'un curettage de l'utérus.

Mais, même dans ce cas, l'intervention ne saurait être toujours aussi limitée. La malade étant endormie, si l'on sent un utérus volumineux, bosselé, farci de fibromes, l'exérèse du polype n'aura qu'une efficacité temporaire et incomplète : le retour des hémorragies et des douleurs indiquera bientôt l'entrée en scène de nouvelles tumeurs. Aussi l'hystérectomie serait-elle préférable d'emblée.

CHAPITRE II

Hématocèle rétro-utérine.

I. — Les hémorragies intra-péritonéales d'origine génitale sont connues depuis longtemps, mais leur véritable cause n'a été élucidée que par les laparotomistes de la fin du XIXe siècle.

Aux hypothèses, incessamment discutées par les médecins, sur l'origine *péritonéale, utérine, veineuse* de ces hémorragies, Lawson Tait[1] a pu opposer, avec de nombreuses pièces à l'appui, leur *origine tubaire*, en rapport avec *la rupture d'une grossesse ectopique.*

Depuis cette époque, les observations des divers chirurgiens n'ont fait que confirmer l'opinion de Lawson Tait.

En dehors de quelques hémorragies traumatiques, accidentelles, rares, et d'infiltrations sanguines qui peuvent se produire dans des collections séreuses enkystées, ou dans des fausses membranes du péritoine pelvien, simples suintements, le plus souvent, sans grande importance, les épanchements de sang que l'on observe dans le bassin sont dus à la *rupture d'une grossesse tubaire.*

1. Lawson Tait, Publications diverses de 1885 à 1890.

Ils se présentent sous la *forme diffuse* ou sous la *forme circonscrite*.

L'hémorragie intra-péritonéale, *hématocèle cataclysmique* de Barnes, a un début brusque, en quelque sorte foudroyant. Elle s'annonce tout à coup par une violente douleur dans un des côtés du bas-ventre, qui se généralise bientôt à toute la partie sous-ombilicale de l'abdomen ; en même temps apparaissent des signes d'hémorragie interne : pâleur de la face, pouls petit et fréquent, sueurs froides, refroidissement des extrémités.

Dans les cas extrêmes, la mort peut survenir en quelques minutes. Le plus souvent après une lipothymie, la malade revient momentanément à elle, mais on voit la pâleur augmenter, le pouls faiblir, et la mort est imminente si l'on n'intervient pas à bref délai.

Les commémoratifs révèlent des signes plus ou moins nets de grossesse : suppression des règles, nausées, modifications des seins, etc.

Souvent l'hémorragie interne s'accompagne de métrorragies [1].

Les signes physiques se résument à un peu de matité au niveau des fosses iliaques et dans les flancs, lorsque l'hémorragie est considérable. Le toucher fait constater un utérus gros, légèrement béant, et sur l'un des côtés on constate un empâtement douloureux en rapport avec la grossesse ectopique, mais le liquide épanché dans le péritoine n'oppose aucune résistance au doigt.

1. Choyau. Th. Paris, 1896.

Malgré la perte de sang et les phénomènes de collapsus, la température s'élève souvent à 39° ou même 40°.

Dans la *forme enkystée, hématocèle commune,* la douleur du début, les tendances syncopales sont à peu près les mêmes, mais les symptômes d'hémorragie interne sont beaucoup moins accentués. Le sang répandu en moindre quantité s'enkyste peu à peu. Aussi, dès le troisième jour, on observe une amélioration notable de l'état général, en même temps que des signes locaux d'une grande importance : le toucher vaginal permet de constater l'existence d'une tuméfaction occupant le cul-de-sac recto-utérin, et se prolongeant de chaque côté de l'utérus, qui est refoulé en avant contre la symphyse pubienne.

Lorsqu'il s'agit d'une hémorragie péritonéale diffuse, chez une femme qui présente quelques signes de grossesse, si vagues soient-ils, le premier devoir du médecin est d'appeler immédiatement un chirurgien, pour que la laparotomie soit faite dans le plus bref délai. *Une intervention prompte peut seule prévenir une catastrophe.*

Toute hésitation, toute temporisation seraient dangereuses, car les minutes ont une importance exceptionnelle en pareille circonstance.

Les statistiques de Cestan [1] sont d'ailleurs très encourageantes ; il a relevé 84,7 p. 100 de guérisons, tandis que l'abstention systématique donne environ 85 p. 100 de morts.

1. Cestan, *Des hémorragies intra-péritonéales et de l'hématocèle pelvienne,* Th. Paris, 1894.

II. *Prophylaxie et traitement*. — Si sommaire que soit cet exposé, il comporte des conclusions assez nettes.

Seule , l'*hématocèle enkystée* est justiciable d'un traitement médical, dont l'immobilisation absolue au lit et des applications de glace sur l'abdomen constitueront les éléments principaux. On y joindra l'usage de l'opium et même des injections de morphine, si les douleurs sont vives; il sera préférable d'éviter l'antipyrine qui, quelquefois, augmente les tendances au collapsus.

On s'inquiétera de l'évacuation de l'urine et l'on recourra, s'il le faut, à la sonde. Pour prévenir l'infection intestinale, on pourra donner chaque jour de petits lavements émollients de 200 à 300 grammes avec toutes les précautions nécessaires.

Les malades seront l'objet d'une surveillance très attentive : s'il se produit de nouvelles hémorragies, si le pouls faiblit, de façon à inspirer des craintes, on les confiera de suite au chirurgien. Il en sera de même si l'on constate des signes de suppuration : frissons, ascensions thermiques, sensibilité plus vive de la tumeur, tension plus accentuée, leucocytose excessive (indiquée par l'examen du sang).

Le médecin ne doit pas se contenter de combattre ces graves accidents dès qu'ils se produisent; puisque la cause nous en est connue, c'est à elle qu'il faut s'attaquer pour les prévenir.

Or le diagnostic de grossesse extra-utérine

n'est pas facile : dans les premiers mois on la confond avec une tumeur péri-utérine quelconque, et à une époque plus avancée, on songe à une grossesse normale avec un utérus plus ou moins déformé ou déplacé.

On devra se méfier de toute *tumeur juxta-utérine* coïncidant avec des *signes de grossesse*. En cas de doute, on tiendra la malade au repos le plus absolu, et on la surveillera très attentivement : le développement régulier et rapide de la tumeur, malgré le repos, la persistance et l'accentuation des signes de grossesse fourniront des indications très précieuses.

Dès que le diagnostic sera établi, on se hâtera d'intervenir, car c'est surtout à la fin du deuxième ou du troisième mois, et particulièrement à l'époque où devraient reparaître les règles, qu'existe le danger de rupture.

A partir du cinquième mois, ces craintes s'atténuent, la grossesse peut suivre son cours, de telle sorte que la laparotomie permettra quelquefois d'extraire un enfant viable.

Mais il est indispensable que pendant tout ce temps la malade soit immobilisée, et reste sous la main du chirurgien et de l'accoucheur, de manière à ce que l'on puisse intervenir immédiatement en cas d'accident.

CHAPITRE III

Cancer de l'utérus.

Le cancer de l'utérus est la plus fréquente des tumeurs malignes, chez la femme. Il débute presque toujours sur le col, plus rarement sur la muqueuse du corps utérin. Il s'agit, dans ce dernier cas, d'*épithélioma cylindrique*, tandis que l'on peut rencontrer dans la région cervicale les diverses variétés de cette affection : *épithélioma pavimenteux lobulé* ou *tubulé, épithélioma cylindrique, épithélioma métatypique* ou *carcinome*.

1. *Étiologie.* — Nous ne savons rien de précis sur l'étiologie du cancer.

Malgré les intéressants travaux publiés dans ces dernières années sur la théorie *parasitaire* du cancer, sur les *essais d'inoculation*, sur l'*observation simultanée de tumeurs cancéreuses* chez des personnes vivant ensemble, sur des *épidémies de maison* (Brunon, de Rouen), la contagion du cancer n'est pas démontrée actuellement.

On peut admettre l'influence de l'*hérédité*, car il n'est pas rare de rencontrer plusieurs exemples de cancer dans la même famille ; on ne possède pas encore de documents précis sur ce sujet.

Cette maladie apparaît surtout entre quarante-cinq et cinquante-cinq ans, mais les femmes beaucoup plus jeunes ou beaucoup plus âgées n'en sont pas à l'abri.

Le rôle des accouchements, des excès génésiques n'est nullement prouvé. Celui des métrites, à cause de l'hyperplasie glandulaire qu'elles provoquent, a plus d'importance.

M. G. Richelot considère comme une prédisposition l'hypertrophie scléreuse des neuroarthritiques.

Scanzoni attribuait un rôle au chagrin ; Schrœder, puis Hofmeier ont insisté sur l'influence de la misère, des privations et du surmenage qui en résultent. C'est peut-être à ces circonstances qu'il faut attribuer la fréquence plus grande du cancer dans les classes pauvres.

II. *Symptômes.* — Qu'il débute sur le col ou sur le corps de l'utérus, le cancer a, le plus souvent, des allures insidieuses qui le font méconnaître pendant la période où il serait le plus utile de le soigner.

Dans un cas comme dans l'autre, il s'annonce par des écoulements de sang qui ne s'accompagnent, en général, ni de douleurs, ni d'accidents graves.

Cancer du col. — Une particularité importante mérite cependant d'être signalée : dans le cancer du col le sang paraît surtout à la suite d'*un traumatisme local*, même très modéré : coït, introduction d'une canule à injection, exploration médicale. Il suffit du moindre contact pour déterminer un suintement de sang. Ce symptôme a une grande valeur, et s'il n'a rien de caractéristique, il peut donner l'éveil. Les hémorragies spontanées viennent plus tard, puis apparaissent la leucorrhée, les douleurs lombo-abdominales et pelviennes, sans que la santé générale paraisse notablement altérée.

Certaines femmes ont déjà des pertes fétides, presque continues, indice de lésions avancées, bien que leur visage conserve une apparence satisfaisante.

Dès les premiers symptômes, un examen minutieux s'impose; le doigt perçoit sur le col une ou plusieurs petites bosselures superficielles dont la consistance dure tranche assez nettement sur la portion saine du col. Le spéculum fait constater au niveau des nodules perçus par le doigt une surface d'un rouge vif qui se distingue de la couleur rosée de la muqueuse normale. Le moindre attouchement provoque l'issue de quelques gouttes de sang.

A mesure que les lésions progressent, les symptômes s'accentuent : hémorragies fréquentes, leucorrhée roussâtre d'odeur très fétide, douleurs permanentes à l'hypogastre, dans les reins, sur le plancher du bassin, avec irradiations dans les cuisses; amaigrissement, teinte jaunâtre, cireuse du visage, etc.; en même temps, le toucher fait découvrir des masses végétantes, des ulcérations en entonnoir avec bourrelet d'infiltration cancéreuse dans le fond du vagin, empiétant déjà sur les organes voisins.

Puis surviennent des troubles graves du côté du rectum et de la vessie, phénomènes de cystite, constipation, ténesme, névralgies pelviennes violentes, réfractaires à tous les traitements, thromboses veineuses, etc. Plus tard se produisent des perforations de la vessie et même du rectum ; souvent les tumeurs oblitèrent les uretères et amènent de l'urémie.

CANCER DU CORPS. — Au niveau du corps utérin, la maladie est encore plus insidieuse : pendant longtemps, elle ne se révèle que par un suintement muco-sanguinolent sans odeur, peu abondant, et qui se renouvelle malgré les soins généraux et locaux que l'on prescrit. Peu à peu surviennent des pertes de sang irrégulières. dans l'intervalle desquelles s'accroît la leucorrhée. Enfin on observe des douleurs hypogastriques, lombo-abdominales et pelviennes, en même temps que l'utérus augmente de volume.

Le toucher, l'examen au spéculum ne fournissent aucun renseignement caractéristique pendant toute la première période de la maladie, car le col reste remarquablement sain jusqu'à une époque avancée. Si l'on attendait l'augmentation de volume de l'utérus pour faire le diagnostic, il serait trop tard. Il est préférable de recourir à l'*examen biopsique* : on dilate l'utérus et on recueille des fragments de la muqueuse altérée que l'on étudie au microscope.

III. *Prophylaxie et traitement.* — Les données assez vagues que nous possédons sur les causes du cancer utérin ne fournissent aucune indication précise relative à sa prophylaxie. Nous ne pouvons rien contre l'hérédité, pas grand'chose contre la misère. Nous sommes mieux armés contre les métrites ; c'est dans ce sens seulement qu'on peut orienter la prophylaxie du cancer utérin, en traitant d'une manière aussi complète que possible les inflammations de l'utérus.

Il n'existe pas jusqu'ici de médicament qui possède, sur le cancer, une action réellement curative. L'arsenic, le condurango, la ciguë, l'essence de térébenthine, ont été tour à tour essayés en applications locales ou par la voie gastrique, sans donner de résultats bien satisfaisants.

Les bons effets obtenus par Brissaud, avec le chlorate de soude, dans le cancer de l'estomac, l'ont fait employer contre le cancer de l'utérus. On se sert généralement d'une poudre composée de parties égales de chlorate de soude[1] et de sous-nitrate de bismuth, mélangés à un peu d'iodoforme.

On peut aussi donner le chlorate de soude en potion, à la dose de 2 à 8 grammes par jour.

On a conseillé d'injecter au voisinage des tissus malades de l'extrait de chélidoine, dont les effets sont très contestables.

Les injections interstitielles d'alcool pur (Schultz, Vuillet), celles de bleu ou de violet de méthyle (Braun, Mosetig) ont donné quelquefois une amélioration momentanée.

Il en a été de même des injections de sulfate de quinine.

---

1. Mélange avec :

Sous-nitrate de bismuth..... }
Chlorate de soude.......... } $\tilde{a}\tilde{a}$ 8 grammes.
Iodoforme..................   2   —

En saupoudrer des tampons d'ouate stérilisée qu'on appliquera sur le col.

Ces divers procédés semblent agir en mortifiant les éléments du cancer et en provoquant une réaction sclérogène, mais ils ont l'inconvénient de causer aux malades de vives souffrances qui ne sont pas suffisamment compensées par les résultats obtenus.

Sera-t-on plus heureux avec le trypanroth, corps colorant de la série benzo-purpurique, que préconisent MM. Horand et Jaboulay[1]?

Ils ont eu recours à des injections interstitielles de 50 centigrammes de cette substance en solution dans 40 centimètres cubes de sérum. Après cinq injections, l'induration qui s'étendait autour d'un cancer du sein avait diminué considérablement, et la tumeur devenait opérable.

On s'est beaucoup occupé, dans ces derniers temps, des *sérums anti-cancéreux*. Jusqu'ici, rien ne donne la certitude qu'ils méritent plus de confiance que les nombreux médicaments que leurs succès éphémères n'ont pas empêchés de tomber dans l'oubli.

La seule mesure efficace que l'on puisse actuellement conseiller, c'est *une intervention chirurgicale à une époque aussi rapprochée que possible du début de la maladie*.

Le succès de l'opération dépend avant tout d'un diagnostic précoce. Aussi l'*examen biopsique* doit-il être pratiqué dès qu'on a le moindre doute, qu'il s'agisse d'une lésion du col ou d'une lésion du corps de l'utérus.

1. Horand et Jaboulay, *Lyon médical*, 30 juillet 1905.

Lorsque le diagnostic paraît net, on ne doit pas perdre de temps à essayer des cautérisations, des raclages, ou même, à l'heure actuelle, un traitement radiothérapique [1] ; il faut dans le plus bref délai confier la malade au chirurgien, et c'est à celui-ci d'agir aussi largement que l'exigent les circonstances.

Lorsque le cancer est inopérable, c'est-à-dire quand il a dépassé les limites que la chirurgie peut honnêtement atteindre, on doit se contenter d'un traitement palliatif qui variera selon les circonstances.

J. Récamier [2], dans un excellent livre aussi rempli d'humanité que de science chirurgicale, et dont on ne saurait trop recommander la lecture, a consacré une patiente et généreuse étude aux soins minutieux à l'aide desquels on peut procurer aux pauvres cancéreuses quelque soulagement.

Les cautérisations ignées sont quelquefois utiles. Mais il est préférable d'employer les cautérisations au chlorure de zinc en solutions aqueuses à 1/10ᵉ et même à 1/5ᵉ, dont on imbibe des tampons d'ouate hydrophile ou de gaze qu'on laisse vingt-quatre heures sur les parties malades, en protégeant les régions saines à l'aide

1. Malgré les merveilleux effets des rayons de Röntgen dans les épithéliomas cutanés, on n'a rien obtenu jusqu'ici d'encourageant dans le traitement du cancer utérin. Il est permis d'espérer que les perfectionnements de la technique permettront d'obtenir plus tard de meilleurs résultats.

2. J. Récamier, *Traitement du cancer utérin inopérable*, Paris, 1905.

de mèches de gaze chargées d'une épaisse couche de vaseline.

A. Guinard[1] a préconisé, comme caustique de choix, le carbure de calcium.

Les injections interstitielles d'alcool, de pyoktanine, de sulfate de quinine, ont pu donner quelques résultats; elles sont trop douloureuses pour que l'on puisse en conseiller l'emploi systématique.

Contre les hémorragies, l'application, sur le col, de lanières de gaze bien imbibées de sérum gélatiné à 7 p. 100 suffit souvent. On aura soin de laver préalablement le vagin en y faisant passer un peu d'eau bouillie, dont la température ne doit pas dépasser 37°. On peut renouveler ces pansements plusieurs fois de suite, mais on ne les laissera pas en place plus de douze ou quinze heures.

Pour les injections, on se servira de permanganate de potasse à 1/4000e, de liqueur de Labarraque (1 ou 2 cuillerées à soupe par litre), d'aniodol, d'eau oxygénée, etc.

J. Récamier accorde la préférence à l'essence de térébenthine, 15 grammes avec 1 cuillerée de magnésie pour un litre d'eau.

Ces injections doivent être faites très doucement, pour éviter de déchirer les bourgeons cancéreux.

Contre les douleurs, on emploiera des suppositoires opiacés et belladonés, additionnés d'anti-

2. A. Guinard, *Acad. de Médecine*, 1896.

pyrine, et enfin la morphine autant que les circonstances l'exigeront. Suivant la remarque de Récamier, il est préférable de ne faire qu'une seule injection de morphine, le soir, pour assurer le repos de la nuit, et on n'augmentera les doses que peu à peu, en évitant les injections trop fréquentes, qui ne procurent qu'un soulagement illusoire et conduisent beaucoup plus rapidement les malades à la morphinomanie.

L'émission de l'urine est souvent entravée, moins par gêne de l'urètre ou de la vessie que par le fait de lésions uretérielles et rénales.

Cependant l'oligurie est quelquefois améliorée par de grands lavements, par des injections de sérum et par l'usage de la théobromine.

CHAPITRE IV

Sarcome de l'utérus.

Le sarcome est assez rare. Il se présente tantôt sous la forme diffuse, ses éléments se développant simultanément sur une grande partie de la muqueuse utérine, tantôt, et c'est le cas le plus fréquent, sous la forme d'une masse isolée insérée sur le col ou sur un point quelconque de la muqueuse du corps utérin, donnant lieu à de gros bourgeons qui sont comparables à une grappe de raisin, que l'on voit bientôt sortir par l'orifice cervical.

Dans un cas comme dans l'autre, ce sont les

hémorragies qui en constituent le symptôme principal, d'abord sous la forme de ménorragies, puis d'un suintement rosé à peu près continu, avec recrudescence au moment des règles.

A mesure que la tumeur grossit, et distend le canal cervico-utérin, elle donne lieu à des douleurs progressivement croissantes.

De même que pour le cancer, il n'y a pas de traitement curatif en dehors d'une opération chirurgicale, qui doit être aussi hâtive que possible, dès qu'un examen histologique des bourgeons néoplasiques aura révélé leur nature.

Il serait désirable de faire suivre toutes les opérations de cancer ou de sarcome des organes génitaux, d'un traitement sérieux et prolongé par les rayons de Röntgen, dont l'action tendrait à prévenir une récidive de la maladie.

TABLE DES MATIÈRES

QUATRIÈME PARTIE

MALADIES DES ANNEXES DE L'UTÉRUS

CINQUIÈME PARTIE

TUMEURS

1205-05. — Coulommiers. Imp. PAUL BRODARD. — 7-06.

Ouvrage complet

Traité
5 forts vol. grand in-8° illustrés de 3750 figures noir et en couleurs : 160 fr.

d'Anatomie Humaine

PUBLIÉ SOUS LA DIRECTION DE

P. POIRIER
Professeur d'anatomie
à la Faculté de Médecine de Paris
Chirurgien des Hôpitaux.

A. CHARPY
Professeur d'anatomie
à la Faculté de Médecine
de Toulouse.

AVEC LA COLLABORATION DE MM.

O. Amoëdo — A. Branca — A. Cannieu — B. Cunéo — G. Delamare
Paul Delbet — A. Druault — P. Fredet — Glantenay
A. Gosset — M. Guibé — P. Jacques — Th. Jonnesco — E. Laguesse
L. Manouvrier — M. Motais — A. Nicolas — P. Nobécourt
O. Pasteau — M. Picou — A. Prenant — H. Rieffel
Ch. Simon — A. Soulié

Clinique Médicale de l'Hôtel-Dieu (Prof. G. DIEULAFOY). **CLINIQUE ET LABORATOIRE**. Conférences du Mercredi, par MM. NATTAN-LARRIER et O. CROUZON, chefs de clinique, V. GRIFFON et M. LŒPER, chefs de laboratoire. 1 vol. in-8° de 330 pages, avec 37 figures et 2 planches hors texte. . . . . **6 fr.**

Les Maladies infectieuses, par G.-H. ROGER, professeur agrégé, médecin des hôpitaux. 1 vol. in-8° de 1520 pages. **28 fr.**

Les Maladies du Cuir chevelu, par le Dr R. SABOURAUD, chef du laboratoire de la Ville de Paris à l'hôpital Saint-Louis.

    I. **Maladies séborrhéiques : Séborrhée, Acnés, Calvitie.** 1 vol. in-8°, avec 91 fig. dont 40 aquarelles en coul. . **10 fr.**

    II. **Maladies desquamatives : Pytiriasis et Alopécies pelliculaires.** 1 vol. in-8° avec 122 figures dans le texte . **22 fr.**

Les Maladies microbiennes des Animaux, par Ed. NOCARD, professeur à l'Ecole d'Alfort, membre de l'Académie de médecine, et E. LECLAINCHE, professeur à l'Ecole de Toulouse. *Troisième édition, refondue.* 2 vol. grand in-8°. . . . . . . **22 fr.**

Traité d'Hygiène, par le Prof. A. PROUST, membre de l'Académie de médecine. *Troisième édition revue et considérablement augmentée,* avec la collaboration de A. NETTER, agrégé, médecin de l'hôpital Trousseau, et H. BOURGES, chef du laboratoire d'hygiène à la Faculté. 1 vol. in-8° de 1240 pages, avec fig. et cartes. **25 fr.**

Nouveaux Procédés d'Exploration, par CH. ACHARD, professeur à la Faculté de Paris, agrégé. *Deuxième édition.* 1 vol. in-8° avec figures. . . . . **8 fr.**

Thérapeutique des Maladies de la Peau, par le Dr LEREDDE, directeur de l'Etablissement Dermatologique de Paris. 1 vol. in-8°, avec figures dans le texte . . . . **10 fr.**

Diagnostic et Séméiologie des Maladies Tropicales, par MM. R. WURTZ, professeur agrégé, chargé de Cours à l'Institut de Médecine coloniale de la Faculté de médecine de Paris, et A. THIROUX, médecin-major de 1re classe des troupes coloniales. 1 vol. grand in-8°, de XII-544 pages avec 97 figures en noir et en couleurs. . . . . **12 fr.**

Psychonévroses et leur Traitement moral

Par le Dr DUBOIS
Professeur de Neuropathologie à l'Université de Berne.

Deuxième édition. 1 volume in-8°, broché . . . . **8 fr.**

Les Écrits et les Dessins
dans les Maladies nerveuses et mentales
Par J. ROGUES DE FURSAC
Ancien chef de clinique à la Faculté de médecine de Paris.

1 vol. in-8°, de x-306 pages avec 232 figures . . . . **12 fr.**

L'ANNÉE PSYCHOLOGIQUE ✦ ✦ ✦ ✦ ✦
Publiée par Alfred BINET
10e année (1904). 1 volume in-8° avec figures dans le texte . . . . . **15 fr.**
11e année (1905). 1 volume in-8° avec figures dans le texte . . . . . **15 fr.**
12e année (1906). 1 volume in-8° avec figures dans le texte . . . . . **15 fr.**

Bibliothèque d'Hygiène thérapeutique
FONDÉE PAR le Professeur PROUST
Chaque ouvrage, in-16, cartonné toile, tranches rouges : **4 fr.**

L'Hygiène du Goutteux. — L'Hygiène de l'Obèse. — L'Hygiène des Asthmatiques. — Hygiène et thérapeutique thermales. — Les Cures thermales. — L'Hygiène du Neurasthénique. — L'Hygiène des Albuminuriques. — L'Hygiène du Tuberculeux. — Hygiène et thérapeutique des Maladies de la Bouche. — Hygiène des Maladies du Cœur. — Hygiène du Diabétique. — L'Hygiène du Dyspeptique. — Hygiène thérapeutique des Maladies des Fosses nasales.

L'Alimentation et les Régimes
Chez l'Homme sain et chez les Malades
par ARMAND GAUTIER
Membre de l'Institut et de l'Académie de Médecine,
Professeur à la Faculté de Médecine de Paris.
DEUXIÈME ÉDITION REVUE ET AUGMENTÉE

1 volume in-8° avec figures, broché . . . . **10 fr.**

Manuel Technique de Massage
Par J. BROUSSES
Membre correspondant de la Société de Chirurgie.

Quatrième édition, revue et augmentée. 1 volume in-16 de 407 pages, avec 66 figures, cart. toile souple. **4 fr. 50**

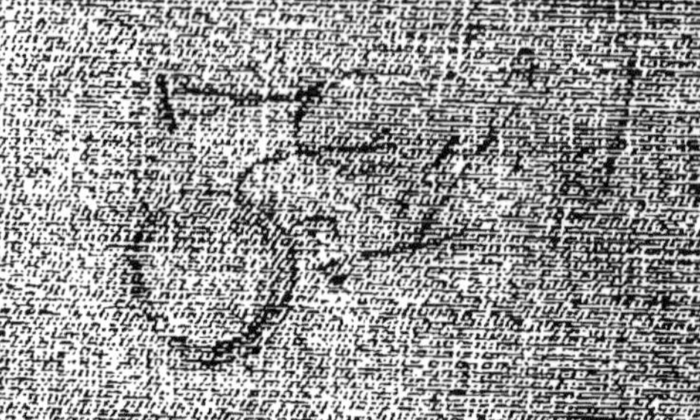

BIBLIOTHEQUE NATIONALE DE FRANCE
3 7531 03987258 6